コミュニケーションは「やわらかな一・五人称」

NAKANO Shigeyuki

中野重行

MP Select

序に代えて

　私たちのこれからの行動目標にしたい新しいコンセプト（概念）としての「やわらかな一・五人称」という言葉を、本書のタイトルにしました。断片的な知識はたくさんあっても、いざというときに役に立たないこともありますが、コンセプトは単なる知識とは違って、いろいろな場面で応用して、活用することができます。

「やわらかな一・五人称」という言葉は、一人称の「わたし」と二人称の「あなた」の間を、自由に行き来できるというイメージを大切にしたコンセプトです。自分自身は「一人称」ですが、その自分から見ると「二人称」である「あなた」との間で、自分の心を自由に行ったり来たりできる、平均すると「一・五人称」になるようなやわらかな姿勢や態度のことです。二一世紀に入って間もなく、私たちが大分で開催している「豊の国医療コミュニケーションの集い」と称するワークショップの場で、誕生したコンセプトです。

医師は、一般に、目の前の患者（あなた）の診断と治療がプロとしての最大の関心事ですので、できるだけ論理的に考えようとして「論述文」を使って考えています。一方、患者は、感情を持った人として、自分自身（わたし）を主人公とした物語を生きています。しばしば、病気に関する自分の物語を、自覚症状や心情描写なども交えながら、「描写文」で語ります。

このような場面を、「モード」（様式）という言葉を使って表現すると、前者は「疾患モード」であり、後者は「病人モード」ということができます。医師にとっての「やわらかな一・五人称」とは、プロとして求められる一人称としての「疾患モード」を使いこなしながらも、医師から見ると二人称で語られる患者の物語を聴くという「病人モード」との間で、モードの切り替えがやわらかくできる姿勢や態度のことです。

わかりやすいと思ったので、医師を例にして説明しましたが、「医師」のところを「医療者」と置き換えても、あてはまるように思います。

医療の場に限らず、職場や日常生活の中の人間関係でも、よく似た状況が生まれます。夫が職場での「仕事モード」（あるいは、職場モード）のまま帰宅して、すぐには「家庭モード」に切り替えられない際に、夫婦の間で険悪な空気が流れたという経験をお持ちの方はいないでしょうか。また逆に、「家庭モード」のまま出勤して、「仕事モード」になり切れなくて気まずい思いをしたことはないでしょうか。

「やわらかな一・五人称」は、モードの切り替えを、時や場所、状況に応じて柔軟にできることをイメージしたコンセプトです。意識してトレーニングすると、身につけることができます。「やわらかな一・五人称」の姿勢は、人間関係を良くするだけでなく、自分自身のストレスを軽減するためにも役立つコンセプトです。

イメージを頭の中に持っているだけで、生きていく姿勢に変化が生まれるものです。心に留めておきたいコンセプトとして、「やわらかな一・五人称」という言葉を、皆さんにお薦めしたいと思います。

このような意味を込めて、本書のタイトルを『コミュニケーションは「やわらかな一・五人称」』としました。本書は、「こころ、からだ、いのち」と題して、『Clinical Research

Professionals（クリニカルリサーチ・プロフェッショナルズ）』誌上に、二〇〇八年より連載してきたエッセイを書籍化したものです。連載の回数が六〇回を超えましたので、コミュニケーションに関連したものを中心にして、さらには、あまり関連するともいえないものも含めて、三〇回分を一冊にまとめて書籍化することにしたものです。

各回の記事は、独立して書かれたものです。関連のありそうな記事や、同じカテゴリーに入れてもよさそうな記事をまとめて、章立てをしています。したがって、気の向くままに、どこから読んでいただいてもよいと思います。

最後になりましたが、本書の出版にあたり、一方ならぬご尽力をいただいた株式会社メディカル・パブリケーションズの吉田明信氏に、心より感謝申し上げます。

令和二年新春

自然に恵まれた豊の国 大分にて

中野 重行

コミュニケーションは「やわらかな一・五人称」

目次

第3章　プロフェッショナルとしての医療者が身につけたいこと

第4章 生きるヒント：持ち味を生かす

第5章　日本人のこころ

第6章　人生の「旅路」で出会った忘れられない人々、学んだことの数々

第1章

医療コミュニケーションは「やわらかな一・五人称」

「やわらかな一・五人称」という新しいコンセプト
これからの医療者の行動目標にしたいビジョン誕生秘話

明瞭な視覚的イメージがもたらすもの

一度聞いたり読んだりしただけでも、妙に印象に残る話があります。そして、その話を第三者に伝えることに、さほど苦労しないことがあります。しかし、初めて話を聞いたり読んだりしたときには興味を抱いてわかったような気がしたのに、いざ第三者に話そうと思って話し始めてみると、どうもうまく伝えられないという話もあります。この二つは、いったい何が違うのでしょうか？

これにはいろいろな要因が関係しているとは思いますが、大きな違いの一つは、その話を聞いたり読んだりした際に、私たちのこころの中にイメージが浮かんできたかどうか、イメージが浮かんだとしても、どのくらい明瞭に視覚的なイメージが浮かんできたか、ということが関係しているように思います。

今回の主題に取り上げた、これからの医療者の行動目標にしたい新しいコンセプト「やわらかな一・五人称」という言葉がどのようにして生まれ、そして育ってきたのか、について語ってみたいと思います。新しいコンセプトが生まれて育つプロセスを、こころの中の「イメージ」との関連で、語ってみたいと思うのです。

ある受講者の問いかけ

話の発端は、一九九八年頃にさかのぼります。わが国で本格的な臨床研究コーディネーター（Clinical Research Coordinator, CRC）の養成研修会が始まって間もない頃のことです。「治験のインフォームドコンセント」をテーマにした、ロールプレイ法で学ぶ参加体験型学習をスーパーバイズしていた際のことです。ある受講者の方から次のような質問が飛んできました。「先生、治験コーディネーター（当時はCRCとはまだ呼んでいませんでした）は医師側につくのですか？　被験者側につくのですか？」

一瞬、〝いい質問だな……。でも、どう答えるのが良い回答になるのかなあ〟と思いながら、「治験コーディネーターは医師側の支援をしながら、患者の気持ちにも寄り添えるプロフェッショナルだと思います。医師と患者という二人の間でこころが動いているのが自然なのではないでしょうか……」と答えていました。

そのとき私のこころの中には、被験者となる患者側の気持ちに寄り添いながら、治験を実施する医師を支援している治験支援スタッフとしてのイメージが、かなりはっきりと浮かんでいました。

その後、ある研修会でこの質問をしてくださった方とお会いする機会があり、「先生に、〝治験コーディネーターは医師と患者の間で心が動いていていいのだよ〟と言われてからこころが楽になり、以後、治験コーディネーターの仕事が楽しくなりました」と挨拶されました。嬉しいことに、彼女はその後、この分野で大活躍をされています。

〝一人称と二人称を行き来できる〟ということ

その頃、私が勤務していた大分医科大学（現在の大分大学医学部）で、医学生に医療コミュニケーションの授業と試験（ＯＳＣＥ）の責任者を私が担当することになっていた関係で、模擬患者（Simulated Patient, SP）の養成をする必要が生じていました。わが国におけるSP第一号で、岡山SP研究会代表を務めておられる前田純子さんのご協力をいただいて、大分の地でSPを養成することになり、ワークショップを「豊の国医療コミュニケーションの集い」と名づけて、二〇〇一年の暮れからお世話していました。

このワークショップには、わが敬愛する高木良三郎先生（元・大分医科大学学長）が毎回アドバイザーとして楽しく参加してくださっているのですが、まだ初期の「豊の国医療コミュニケーションの集い」が開催されているとき、高木先生が「一・五人称」という言葉を参加者の皆さんに紹介されました。そのとき、私はこの「一・五人称」という言葉は、先ほど記したイメージを表すのにピッタリの言葉だと感じました。そこですぐに、「一・五人称という素晴らしい言葉を紹介していただき、ありがとうございました。この一・五人称のイメージは、一人称と二人称の間に止まっている一・五人称ではなく、一人称と二人称の間を行ったり来たりできる、平均すると一・五人称になるということが重要だと思います。」と追加コメントをしました。

その後、この「一・五人称」という言葉は、評論家の柳田邦男氏が使っている「二・五人称」という言葉が刺激語となって、二人の人間の間のコミュニケーションの原点を考えるワークショップの雰囲気と、高木先生の頭脳の相互作用によって生まれた創造の産物だったことがわかりました。

柳田邦男氏は、「脳死」について数多く評論を著しているのですが、ご自分の息子さんが実際に脳死になるという不幸に遭われた体験を通じて、それまでは脳死を三人称の視点で見ていたのが、見え方が全く変わってきたと述べています。柳田邦男氏の著作の中には、「乾いた三人称より、潤いのある二・五人称」という表現が出てきます。

柳田邦男氏は評論家としての立場ですが、私たち医療者は、一人称としての医療者の立場で、二人称としての患者（治験では被験者）の立場の方々と対するわけですから、「一・五人称」という言葉のほうがフィットしているのです。その後、一人称と二人称の間を行き来できる、という意味を表すわかりやすい言葉として「やわらかな」という形容詞を前に付けて、「やわらかな一・五人称」という言葉が誕生しました。

「やわらかな一・五人称」のイメージの共有化へ

「やわらかな一・五人称」というコンセプトは言葉で表現すると、医療の世界では次のようになります。「医療の専門家としての一人称の立場（医療の専門用語で考え行動している）に立ちつつ、二人称としての患者（患者自身を主人公にした物語の中で生きている）の気持ちにも寄り添える、つまり、一人称と二人称の間を行ったり来たりできる、平均すると一・五人称になるような〝やわらかな〟姿勢（態度）のことです」

しかし言葉でイメージを伝える場合には、うまく伝わる場合もあれば、なかなか伝わらない場合もあります。その後、〝イメージは本来視覚的なものなので、絵にできるはずである〟と考えるようになり、動くスライドを作りました。この「やわらかな一・五人称」の動くスライドをいろいろな機会に使っております。

これを見て、初めて「腑に落ちた」といわれた方が何人もおられました。つまり、動くスライドは「やわらかな一・五人称」のイメージの共有化を促進したことになります。「共有化」ができて初めて、「共感」が生まれ、「協働」が可能になるのだと思います。つまり、「共感なきところ、協働なし！」であり、その基盤となるのが「やわらかな一・五人称」と「イメージの共有化」なのではないでしょうか。

「聴くは効くに通ず！」「話すは放すに通ず！」

医療コミュニケーションの真髄に触れる言葉をめぐるエピソード

機上で浮かんだ〝キャッチコピーとなる言葉〟

良いアイデアが生まれやすい場所として、古い中国から伝えられた「欧陽脩の三上（さんじょう）」というのがあります。三上とは、馬上、枕上（ちんじょう）、厠上（しじょう）をいいます。現代では馬に乗ることはほとんどありませんので、馬上は、車や飛行機での移動中にあたるといえるでしょう。枕上は、文字通り枕の上、つまり夜寝る前や朝起きたときのことであり、厠上は、トイレの中を意味しています。このような場所で、フッとアイデアが生まれるというわけです。頭に浮かぶアイデアはしばしば、アッという間に通り過ぎてしまいますので、メモ用紙の常時携帯が必要になってきます。

二〇〇一年一二月一六日の日曜日の朝、現代の馬上にあたる東京から大分に向かう「機上」で、今回のテーマに選んだ「聴くは効くに通ず!」という言葉が頭に浮かびました。東京で開催されていた医学会に出席した帰路なのですが、この日は午後から、医療コミュニケーション教育に必要な模擬患者(Simulated Patient, SP)を大分の地で養成するための初めてのワークショップを開催することになっていました。参加予定者は、一般市民のボランティアの方々、種々の医療者、熱心な医学生有志です。前日まで学会活動で忙しくしていた行事がすべて無事終了して弛緩した気分の中で、私が当日の進行役をすることになっていたため、さて、どのような段取りで司会を務めようかと想いを巡らしていた際のことです。

専門としているストレス病の診療の現場では、話をよく聴くと治りがよい、使っている薬もよく効く、という長年の経験から生まれた印象を持っていたので、その想いが結晶するような形で「聴くは効くに通ず!」という言葉になったのだろうと思います。言葉の響きも、耳当たりが良さそうなので、今日はこの言葉の雰囲気で進行しよう、と決めたのでした。

ある女子学生から届いたメール

その翌年から、大分医科大学（現在の大分大学医学部）で私が担当している医療面接の講義のタイトルを「聴くは効くに通ず！」にして、臨床実習が始まる直前の四年生を対象に講義を行うことにしました。医療面接に関するポイントレッスンとともに、実際に私が学生教育に携わる際に協力したいと申し出てきた患者さんがたまたま現れたこともあって、患者さんに参加していただく医療面接のデモンストレーション授業が始まったのです。現在はその発展形となる「患者の語る物語と医者の語る物語：聴くは効くに通ず！話すは放すに通ず！」というタイトルの授業になっています。

さて、その第一回目の「聴くは効くに通ず！」という講義を行って間もなく、ある女子学生からメールが届きました。「先生、今日はとても良い講義を有難うございました。私は、講義室の片隅で、感動しながら先生の講義を聴いていました。でも、私は患者として医療にかかったことがあり、話をよく医師に聴いてもらうと心の開放感があって、気分が楽になることを何度も経験しており、『話すは放すに通ず！』という言葉を思い浮かべていました……」と書いてありました。深夜、大学の仕事を終えて帰宅しようと思い、当日の最後のメールチェックで読んだのです。

さっそく、「素敵なメールをありがとう。『聴く』と『話す』、『効く』と『放す』はコインの表と裏の関係になっています。つまり、『聴くは効くに通ず！』と『話すは放すに通ず！』は、同じコインの両面なのですね。これから、この言葉も一緒に使わせてもらおうかと思います……」と、ごく簡単に返信して帰宅の途につきました。それ以来、この二つの言葉を一緒にしばしば使っております。つまり、学生との生きた交流から生まれた合作なのです。

〝The most powerful drug is …〟

ここまで書いてきて、若い頃に似たような経験をしたことがあることを思い出しました。私は医学部を卒業して一〇年目の三四歳のときに、新しくできた愛媛大学医学部に助教授として赴任しました。その年の夏から、米国スタンフォード大学に臨床薬理学を学ぶために二年間留学することになりましたが、帰国後、大分に移るまでの一二年間、次の世代の医師になる若者に対して薬理学と合理的な薬物治療の考え方について語ることは、充実した時間を過ごすことでもありました。その頃の若き日の情熱が、懐かしく思い出されます。

毎年、薬理学の最後の講義の終わりに、医学生に語ることにしていたある習慣がありました。おもむろに黒板に向かって、〝The most powerful drug is〟とここまで書いて、教室を見渡して学生に問いかけます。「この一年間、薬理学の講義を受けてきて、君たちは何だと思う？」

たぶん、彼らの頭の中では、モルヒネや、抗がん剤や、抗菌薬や、もろもろの薬の名前が飛び交っているであろうことを想像しながら、またおもむろに、黒板に向かって続きを書いていきます。〝… a doctor himself/herself.〟と。そして、「この一年間に学んだすべての薬に関する知識は忘れてしまっても、この言葉は一生忘れないでほしい。この言葉が、私から君たちに贈りたい心からのメッセージです」と語って、毎年、講義の締めくくりをしていました。

しかし、ある年、ふと子供の頃のような遊び心が頭をもたげてきて、次のような言葉を付け加えたのです。「いよいよ試験の時期になるが、君たちの答案用紙の答えがわからなくて困ったところにこの言葉が書いてあったら、私も人の子なので、採点のときつい手元が滑るかもしれない……」と。実際の試験の日にどのようなことが起こったかは、読者の皆様のご想像に任せますが、毎年行っていた無味乾燥な試験の採点が、その年ほど楽しかったことはありませんでした。答案用紙との対話が生まれたのです。最高傑作は、「いまはまだ、残念ですが、〝The most powerful drug is the doctor yourself.〟としか言えません。

〝The most powerful drug is the doctor myself.〟と言えるようになるように頑張ります」との記載でした。

こころの交流を象徴する〝鮮やかな場面〟

さて、話を戻しますが、前述の女子学生の学年の卒業生主催の謝恩会で、私が冒頭の挨拶をすることになっていたので、いくつかのこの学年の思い出の一つとして、「聴くは効くに通ず！」と「話すは放すに通ず！」というカップリングした言葉が誕生したエピソードを語ったのですが、このときの反響はすさまじいものがありました。「先生にそのメールを送ったのは誰ですか?」という質問が次々と投げかけられました。本人の承諾が得られたら話してもいいと答えたあとで、本人に尋ねたところ、「感動して泣いてしまいました！　覚えていてくださったのですね」とのこと。名前の公表はもちろんしてもよいとのことでした。

どのように公表するのがよいのか、と思案していたところ、余興の出し物が始まり、なんと彼女はその冒頭で、自らが音楽演奏とボーカルをする前に名乗りを上げたのでした。人間のこころの交流から生まれた生きた言葉として、いまも鮮やかに思い出される一場面です。

「疾患モード」と「病人モード」という考え方

やわらかく行き来できるトレーニングは、良き医療者になるのに役立つ！

「人間の営み」としての医療の起源

もう相当前の話になるのですが、ある作家の方が病気に罹り、医療を受けることになった際の感想をエッセイで読んだことがあります。その中で、いまも鮮やかな印象として残っている言葉に、次のようなものがあります。「どうも医者はけしからん。この自分の病気（肝硬変）は私自身のものなのに、医者は医者自身のものであるかのように振る舞う。そのような医者の言動に腹立たしい思いがした……」というわけです。この言葉は、臨床医の一人でもあった私の心の奥に、ずっと棲みついています。今回取り上げたいテーマは、この言葉と密接に関連していることなので、パソコンに向かって原稿を書き始めた途端に、過去の記憶からよみがえってきたのです。

医療の起源は、疾患を患い苦しんでいる病人に出会ったとき、何とかしてその苦痛を少しでも和らげてあげたいという、人間としてごく自然な気持ちから生まれた「人間の営み」です。その際に、病人の苦痛を和らげるための行為が「治療」です。昔であれば、ただ「手を当てる」しか手段がなかったような治療行為（手当て）から、自然界に存在する治療に役立ちそうなものは何でも使ってみようという経験の蓄積から、いろいろな治療法が生まれてきました。

その後、現代において主流になっている薬物を使用する薬物治療、さらには病変部を切除するといった外科手術、病変部に放射線を当てる放射線治療など、種々の治療法が使用されるようになりました。つまり、治療では、目の前の病人に対して、治療上役立ちそうなものは何でも使ってみるという手探りの経験から始まり、その経験の蓄積の延長線上に、科学技術によって誕生した画期的な薬物の開発で可能となった現在の科学的な薬物治療が存在していることになります。治療が経験から科学に成長しつつある、ということもできます。

「疾患」を持つ「病人」としての患者に臨むために

私たちが現在恩恵を受けている現代西洋医学は、近年になって急速に発展した科学の方法を駆使して、疾患（disease）についての信頼性の高い多くの知識をこれまでに集積してきました。そこで、医療者を目指す者は、医療者になるプロセスで疾患に関する知識を中心に学ぶことになります。主として疾患に関する知識の評価が主体となる各種の試験を受け、合格して進級し、卒業して国家試験を受けます。医療者と医療者の間のコミュニケーションの際にも、疾患の知識に関する専門用語を使って、お互いに交流を図ります。また、医療の場では、病人（patient）は疾患別に分類された上で治療されます。つまり、医療教育の面でも、医療制度の上からも、病人を疾患別に分類して考える機会が、圧倒的に多いことになります。

「疾患」そのものは、数量化したり、目に見える形にして、客観的に取り扱いやすいので、科学的な研究に馴染んできました。しかし、疾患を持った「病人」のほうは、多くの要因により規定されている個性豊かな存在であるため、なかなか科学の対象になりにくいままで現在に至っています。しかし、私たちの目の前にいるのは、「疾患」そのものではなく、「疾患」を持った「病人」なのです。常に「疾患」は「病人」の一部として私たち医療者の前に現れます。

つまり、私たちが治療の対象にしている「病人」とは、「疾患」を持った「病人」なのです。このことは英語の表現で見るとわかりやすいと思います。英語では、ある疾患を持っている患者は〝patient with disease〟と表現します。たとえば、肝臓病（liver disease）の患者は〝patient with liver disease〟と表現します。そこで、医療の中で働く私たちが、常にこころに置いておかなければならない重要なことは、一方において「疾患」に対する科学的な態度を磨きながらも、もう一方で「病人」に対して、心理社会的要因を含めて個性を持った人間を診ようとする全人的な態度を磨く必要があるということになります。

「疾患モード」と「病人モード」をやわらかく行き来すること

ここで、疾患中心のアプローチを「疾患モード」、疾患を持った個々の病人を中心にしたアプローチを「病人モード」と名づけてみたいと思います。このように名づけることにより、医療の中で働く際の私たちの心のあり方の整理が容易になるように思えるからです。「疾患モード」では「理性」が重要な役割を果たし、「病人モード」では「感性」が重要な役割を果たします。

医療の中では、救急医療や手術といった診療場面では「疾患モード」のほうに圧倒的に比重が移り、慢性疾患患者の診療場面では「病人モード」の比重が大きくなり、ストレス病を中心にする心身症患者の診療場面では「病人モード」のほうに圧倒的に比重が移ります。つまり私たち医療者は、医療の状況に応じて「疾患モード」と「病人モード」の使い分けが必要になってくるのです。

そこで、疾患を持つ病人に安心と満足を感じてもらえるような「良き医療者」とは、患者の状態に応じて、「疾患モード」と「病人モード」という二つのモードを、柔軟に、やわらかく行き来して使いこなせる医療者なのではないでしょうか。また、個々の患者に対応する際にも、この二つのモードの間をやわらかく行き来できる、つまり、柔軟にモードの切り替えのできることが重要なのではないでしょうか。

医療コミュニケーションを学ぶ際に、この二つのモードを意識してトレーニングすると、効果的な学習になるように思います。なお、これを医療薬学の領域にあてはめて考えると、治療で使用する薬剤は対象疾患別に分類されることが多いので、「疾患モード」を「薬剤モード」に置き換えることもできます。服薬指導の場面では、そのほうがわかりやすくなるでしょう。

この「疾患モード」と「病人モード」という二つのイメージを、目に見えるように描くと図のようになります。「疾患モード」は医療者が役割を遂行する際に必須の姿勢なのですが、これのみに偏ってしまい「病人モード」が希薄になると、冒頭に掲げたある作家の感じたような言葉が生まれるのではないでしょうか。医療者として心したいものです。

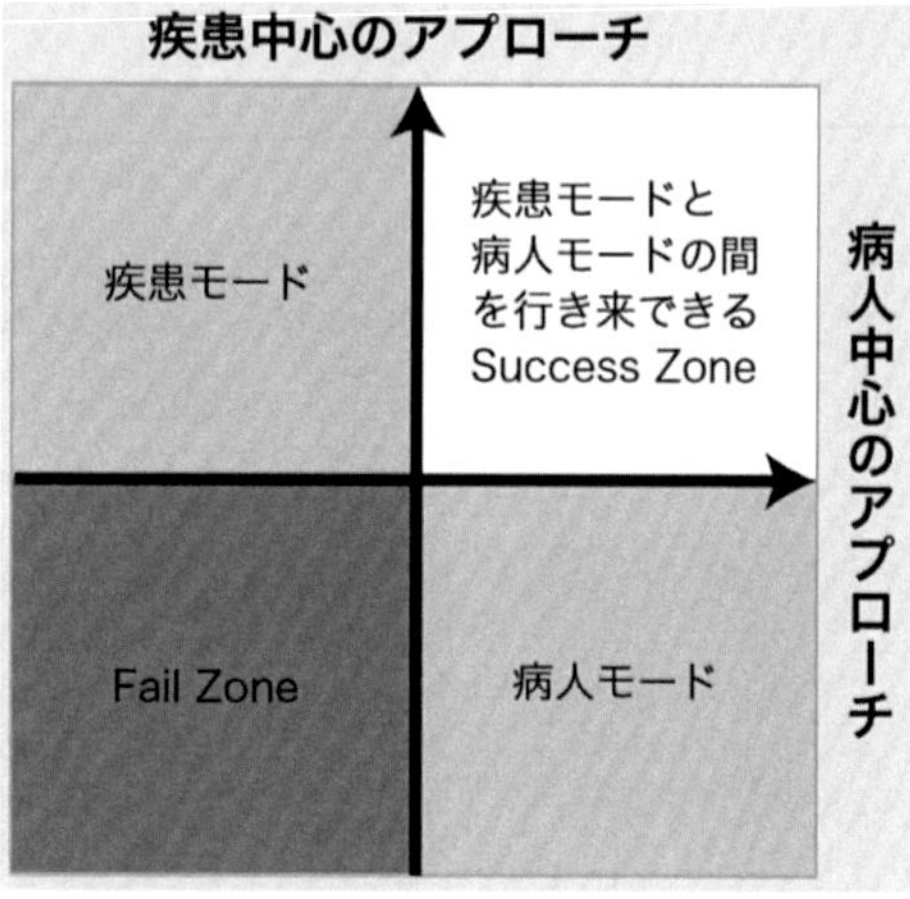

●「疾患モード」と「病人モード」のイメージ

「モードの切り替え」という考え方

「医師になるための洗礼」としての「解剖実習」のもう一つの意義

医師になるための学習の必須事項

どのような仕事にも、一人前になるためには、これだけは学ばなければならない、あるいは避けて通ることができないという必須事項があるのではないでしょうか。医師になるための学習のプロセスでは、「解剖実習」がまさにこの必須事項に相当します。つまり、死体解剖実習のことです。

死体の解剖ですから、死体がなければこの実習は成り立ちません。ご存知のように、解剖実習に提供される死体は、多くの篤志家の献体により成り立っています。医学や歯学の発展のために、死後に自分の肉体（遺体）を解剖実習用教材となることを約束して、遺族が故人の意思に沿って学生の解剖学実習のために献体する篤志献体の組織である「白菊会」により支えられているのです。

それまでに死体に出会うという経験をすることもなく過ごしてきた多くの医学生にとって、解剖実習の始まる前の緊張感は相当なものです。解剖実習初日の帰宅途中で出会う人々が、いままでとは違って見えるという体験をした人は数多くいます。二〜三日は肉類が食べられなくなる人もいました。

しかし、人間は何事にも慣れる動物です。解剖実習が始まって間もなく、死体との付き合いも日常化してきます。医師を目指す医学生にとって、人体の構造を熟知しておくことは必要なことなのです。

人体の骨組みがどのようになっており、各臓器の位置関係がどうなっており、神経と血管（動脈と静脈）がどのように走行しているかを知っておくことは、病気の診断と治療をする際に必須のことなのです。そのために解剖実習が行われています。

医師としてプロフェッショナルに振る舞うために

半年近く続く解剖実習の時期には、各臓器だけでなく、血管、神経、筋肉、骨などの名称をラテン語や英語で覚えなければなりません。血管も神経も枝分かれすると、それぞれに別の名称がついています。全身で二〇六個ある骨にも、すべて名前があります。骨の出っ張りや溝にも名称がついています。これらの名称を、まず覚える必要があるのです。まさに記憶力の勝負、といった感じです。医師が患者の治療に携わる際に、身体の構造を十分に理解しておく必要があるから学ぶものなのです。

私が解剖実習を体験した頃を思い出してみると、周囲にいる知らない医学生でも、態度や雰囲気から、解剖実習を経験した学生か、未経験の学生か、がなんとなくわかるような感じがすることに気づいていました。言葉には表現しがたいのですが、本人の醸し出す雰囲気の微妙なニュアンスが異なってくるのです。

解剖実習で忙しかった医学生の頃、私は「解剖実習は医師になるための『洗礼』だ!」と感じたことを思い出します。つまり、普通の人間である医学生が、解剖実習の期間を経験することにより、医師へのステップを大きく踏み出すことになるのです。傷口を縫い合わせるのは、外科医でなくても医師なら誰でも求められることがあります。解剖実習を経験して初めて、医療機関の門をくぐれば、大量の血液が流れ出ていても、事故で裂けた傷口に出会っても、また死体に出会っても、動ずることなく医師としての振る舞いができるようになっていきます。これができなければ、医師としてのプロフェッショナルとはいえません。しかし同じ人間が、街中で、あるいは山の中で同じような場面に偶然出会ったとすると、ギョッとしたり、気持ちが悪くなったとしてもごく自然なことなのです。

「解剖実習モード」と「普通の人間モード」

ここで解剖実習に熱中している状態を「解剖実習モード」、そうでない状態を「普通の人間モード」と名づけてみたいと思います。「解剖実習」は、実はこの二つのモードの間を、自由に行き来できるようになるトレーニング期間にもなっているのです。プロフェッショナルな医師になるために必要なプロセスなのです。当時の解剖学の先生をはじめ、誰もそのようなことは教えてはくれませんでしたが、また、当時は「モード」という言葉は使いませんでしたが、私はこのようなイメージを頭の中に思い浮かべていました。

この二つのモードの切り替えが、スムーズにできないと大変なことが起こります。私の学んだ大学では、当時、解剖実習室は運動場の隅にある古い一階建ての建物でした。この解剖実習室の中で、「解剖実習モード」に入って解剖に熱中しているとき、ふと気がついたら夜遅くなっていて自分ひとりが残っていたときなど、急に「普通の人間モード」に戻ってしまうことがあります。最後の学生は、解剖実習室のライトを一つずつ消していき、仕上げとしてすべての明かりを消して、真っ暗闇の中で解剖実習室の鍵をかけなければなりません。このとき、素面（しらふ）に戻って、怖さが急に襲ってくることがあるのです。

また逆に、「解剖実習モード」のままで、普通の人間の住む街中に出てしまった失敗談もあります。ある同級の男子学生は、解剖実習の試験の前夜、まだ解剖半ばの半分の「顔面」を下宿に持ち帰ったのです（何たることか！）。その上、彼の実直な性格からみて全く悪気はなく、下宿のおばさんに断っておいたほうがよいと思ったのでしょう。解剖途中の死体の顔を持って帰ってきたことと、今夜、二階にある自室で解剖の試験の準備をすることを話したのだそうです。翌朝、おばさん曰く、「あの顔が二階にあると思っただけで、夜眠れなかった！」と。

また、少し先輩の女子学生にも、こんな話があります。やはり解剖の試験の前日の真夜中に、解剖半ばの「片腕」を、自転車の後の荷台に積んで（これまた、何たることか！）下宿にやっとたどり着いたところ、荷台の「貴重品」がなくなっていたのです。さあ、大変。急いで帰路を自転車で逆走して、風呂敷に包まれたままの「宝物」を誰にも気づかれずに無事回収したのだそうです。いまなら、新聞沙汰になって大騒ぎになりそうな危ない話ですが、古きおおらかな良き時代の一端を示す懐かしさの漂う話でもあります。

求められる場面に応じて、「普通の人間モード」（前項で挙げた「病人モード」に相当）と「解剖実習モード」（「疾患モード」に相当）の切り替えがスムーズにできるようになることが、医師として重要なことで、解剖実習の期間は、期せずして、そのためのトレーニング期間にもなっているのです。

さて、この小文をお読みになっている「あなた」にとって、「医師になるための洗礼」に相当するものは、いったい何だったのでしょうか。どの点で「モードの切り替え」が必要になっているでしょうか。そのようなことを考えてみることも、ときには意義のあることではないでしょうか。

医療コミュニケーションにおける「離見の見」の重要性

自分自身の人間関係を知る際の「メタ認知」の効用

医療者に求められる〝第三の視点〟

良き医療者になるための医療コミュニケーションの学習の場では、学習者が三つの役割を体験することが重要だということがわかっています。

第一の役割は医療者の役割です。よき医療者を演ずるトレーニングはもちろん必須のことなのですが、同時に、第二の役割として患者を演じてみることがとても役立ちます。患者を演じてみることにより、患者の気持ちや立場について新しい気づきが得られるので、より良き医療者になる際に役立つ貴重な体験が得られるというわけです。

しかし、この二つの役割だけでは、まだ不十分なのです。これらの二つの役割に加えて、第三の役割として、医療者としての自分と患者との間で生じている関係をありのまま見ている自分（つまり観察者役）を演じてみることが必要なのです。

つまり、医療者の視点と患者の視点だけでなく、この「第三の視点」を自分の中に育てることが重要だということです。

この第三の視点は、室町時代初期に活躍した世阿弥の言葉の「離見の見」に相当します。世阿弥は父の観阿弥と共に猿楽（現在の能）を大成し、観世流として現代に受け継がれており、多くの書を残しています。

世阿弥はその著書『風姿花伝』の中で、観客に感動を与える力を「花」として表現しており、「秘すれば花なり、秘せずば花なるべからず」（秘めるからこそ花になる。秘めねば花の価値は失せてしまう。すべてを見せずに、ほんの少しのことを表現することによって、観客の想像力を活用することによって、表現に膨らみを持たせようとする術）という言葉や「初心忘るべからず」といった名言を残しています。

医療者に求められる〝第三の視点〟

「離見の見」という言葉は、世阿弥が著書『花鏡』の中で、『観客の見る役者の演技は、

「離見」（客観的に見られた自分の姿）である。「離見の見」、すなわち離見を自分自身で見ることが必要であり、自分の見る目が観客の見る目と一致することが重要である』と述べています。

つまり、自分の姿を「離見の見」で見ることのできる「第三の視点」を持つことが、良き医療者であるための要件となるのです。私たちが「成長し続ける医療者」であるためには、客観的に第三者の目で「医療者―患者関係」を見るだけでなく、日常生活の場での人間関係でも、自分と他者との関係を、さらには人間関係だけでなく、自分自身を客観的に見ることがとても大切である、ということを意味しているのだと思います。

感性を目覚めさせる「気づき」の体験

現代の脳科学の言葉で言い換えると、「離見の見」は「メタ認知」に相当します。「メタ認知」とは、人間が自分自身を認識する際に、自分の思考や行動そのものを対象として客観的に把握し認識することをいいます。

また、メタ認知を行う能力を「メタ認知能力」と称しています。現在進行中の自分の思考や行動そのものを対象化して認識することにより、自分自身の認知行動を把握すること

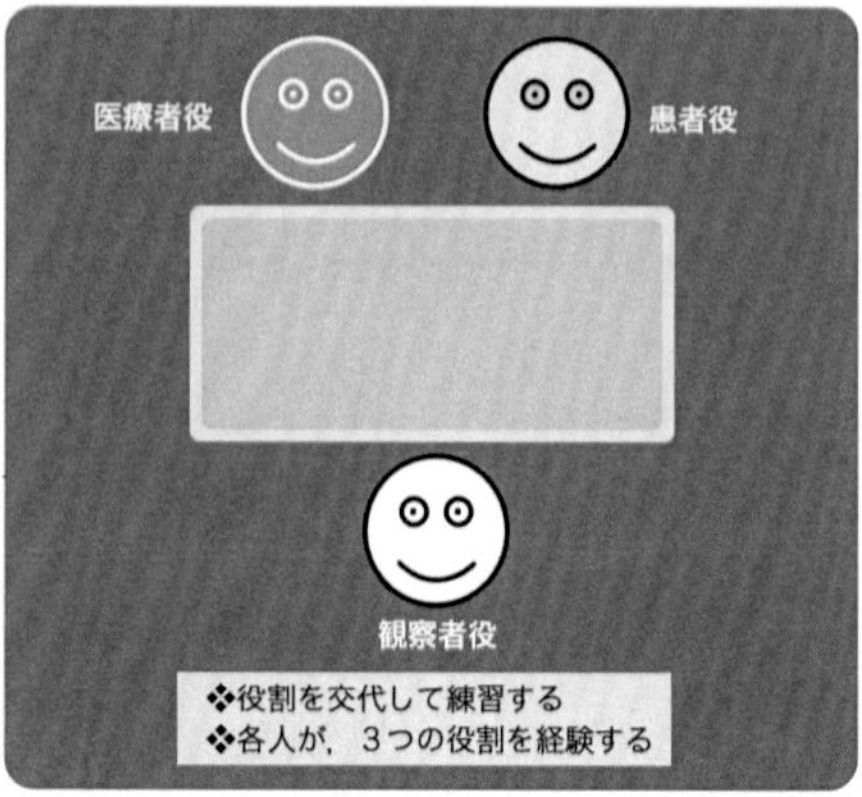

●医療コミュニケーションの学習法：
三つの役割

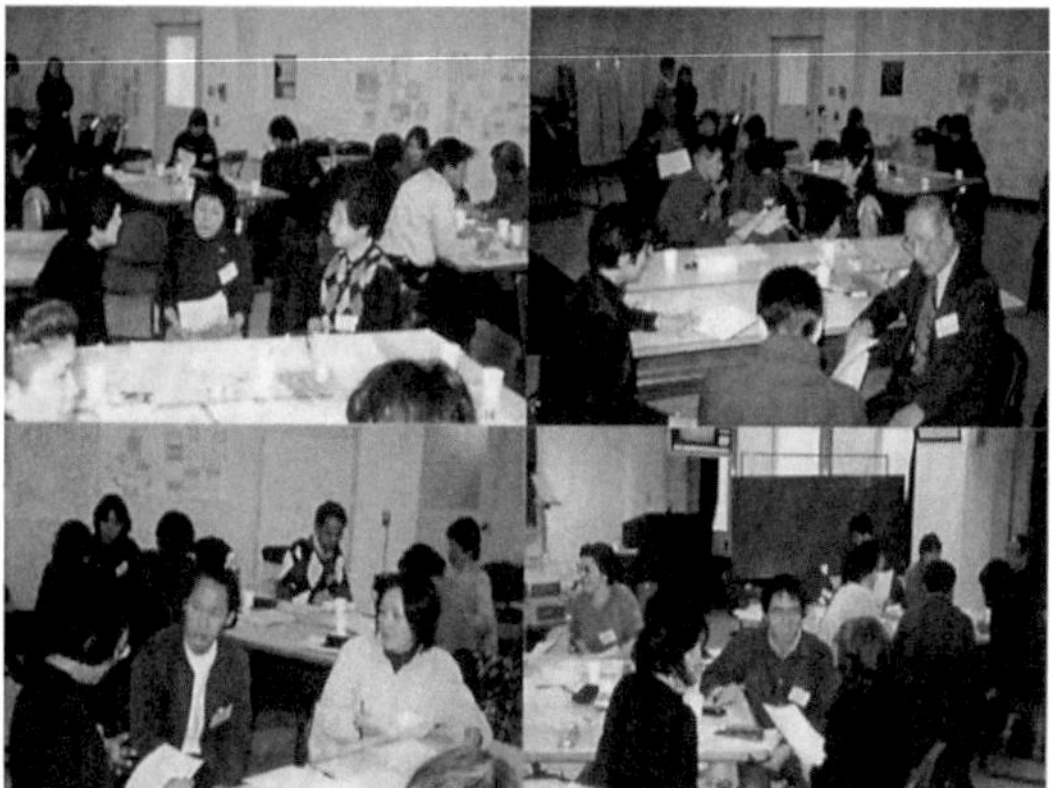

●医療コミュニケーションの学習風景

ができる能力のことです。

私の専門にしている心身医学の領域でも、心理療法の達人と思われる域に到達したような人になると、医療者としての自分と患者との関係を診察室の上のほうから見ている自分がいることを、異口同音に語ったり、書いたりしています。つまり、医療コミュニケーション能力の上達には、「メタ認知」である「離見の見」を含む上記の三つの役割を体験して、三つの視点を身につけることが重要だということなのです（**図**）。

そこで医療コミュニケーションを学習する場である私たちのワークショップでは、三人一組になって、三つの役割（医療者役、患者役、観察者役）を全部体験できるように、役割を交代しながらロールプレイを行うことを基本にしています（**写真**）。

三つの役割を経験することにより、常に新鮮な「気づき」が生まれることを期待しているわけです。新しい「気づき」の体験が、良き医療者に必要な「感性」を目覚めさせるのだと思います。

第2章

医療コミュニケーションの学び方

「かた（型）」に「ち（血）」を通わせて、自分の「かたち（形）」をつくる！

医療の技能（スキル）だけでなく、芸ごと・スポーツなどにも共通する上達のコツ

医療コミュニケーション教育との出会い

最近、医学・歯学・薬学・看護学を中心にした医療教育の分野では、「医療コミュニケーション」の教育が盛んになっています。知識だけでなく、「医療面接（メディカルインタビュー）」という技術力の向上が教育カリキュラムに組み込まれ、客観的臨床技能評価試験（Objective Structured Clinical Examination, OSCE）により評価するようになってきました。そのために、患者役を演ずる模擬患者（Simulated Patient, SP）の養成が必要になり、各地でSPの勉強会やワークショップが開かれています。私もこの二〇年来、主として医学生・研修医・薬学生の医療コミュニケーション教育に携わってきました。また、

大分と東京だけでなく、各地で開催される医療コミュニケーションを学ぶワークショップの企画運営や模擬患者の育成に協力しています。今回は、医療コミュニケーションを学ぶ際に、多くの学生と教職の方々、ときにはＳＰの方が直面している悩みとその解決のための考え方を語ってみたいと思います。

私は内科医として臨床医の道を歩み始めましたが、幼い頃から心の動きに関心が高かったこともあり、〝こころの診れる医師になりたい〟という想いを抱いていました。その夢を実現するために、当時、わが国に誕生したばかりの心身医学の領域に進みました。そこで臨床経験を積んでいくうちに、自らの心身医学的アプローチの効果を客観的に評価したいと感ずるようになってきました。

しかし、心身医学的治療では、心理的なアプローチはもちろん行いますが、併用して向精神薬も使います。主として抗不安薬や抗うつ薬です。そこでまず、これら併用薬の効果の臨床評価法を学んでいるうちに、臨床薬理学の領域に深入りするようになったのです。一九八九（平成元）年から大分医科大学（現在の大分大学医学部）に臨床薬理学教授として赴任しましたが、附属病院の臨床薬理センターでは薬物治療に関するコンサルテーションを行うとともに、当時、心身症を診療するスタッフが大分医科大学にいなかったこともあり、また、私が病院の中で唯一の日本心身医学会認定医と指導医でもあったこともあり、周囲から求められる形で、この臨床薬理センターの中に心身症外来を設けて診療も行うことになりました。そのうちに心身医学に関心を抱く若い医師や臨床心理士が集まってきて、大分県内における心身症センターをも兼ねるような雰囲気になっていました。したがって、臨床薬理学を専門としている私が、医療面接教育の責任者を務めるようになっても、ごく自然な流れの中にあったことになります。

「稽古」としての医療面接学習

さて、今回の本題に入りましょう。医療コミュニケーションの学習・教育の場において、しばしば遭遇する質問として、OSCE対応の医療面接があまりにも臨床の現場での面接とかけ離れたものになっているのではないかという戸惑いが、語られることがあります。これは、教師の側からも、模擬患者の側からも、ときには医学生や医療者の側からも出される質問です。私は、この種の質問には以下のような考えを持ってお答えしてきました。その考え方のさわりの部分を、語ってみたいと思います。

何事においても、上達のコツは、まず「かた（型）」を学ぶこと、その「型」に自分の「こころ、つまり、ち（血）」を通わせて、「かた＋ち＝かたち（形）」にすることにあります。OSCE対応の医療面接は、その「型」を学ぶことに対応しています。早く「型」を身につけて、それに自分の「こころ」を通わせて、自分の「形」をつくることが大切です。その際には、まず「型」と「形」の違いを意識することが、最初のステップになります。「型」はお辞儀や服装のようなものです。しかし、「型」は「ち（血）」が通わないと「形」にならないのです。「ち」は血（ち）ですが、乳（ち）でもあり、また霊（ち）でもあり、とても重要なものの意でもあります。「型」に自分のこころ（血）が通って、初めて自分の「形」が出来上がるのです。

「生け花」「茶の湯」「書道」「琴」などの練習には、「稽古」（〝昔のことを考える〟の意）という言葉を使います。なぜなのでしょうか。これらの伝統技芸には、古くから伝えられた「型」があって、その「型」から入っていくからなのではないでしょうか。その意味では医療コミュニケーションの学習も、「稽古」として身につけるつもりで対応すると、上達も早いように思います。

基本的な「型」を身につけ、自分の「形」を育てる

私の高校（岡山朝日高等学校）時代には、柔道が必須になっていました。毎週一時間ある柔道の授業は、まさに稽古でした。柔道の基本的な「型」を徹底して身につけてからでないと、試合はさせてもらえませんでした。しかも、技をかけて投げられたときの受け身の「型」を徹底して身につけることに長い時間を費やしました。失敗をしない訓練ではなく、失敗した際に怪我をしないための受け身の「型」の稽古を重視しているということは、わが国の古来から伝わってきた柔道という道のすごい「知恵」なのだという気がします。

よく考えてみると、「言葉」も「型」の一種と考えることができます。私たちは、伝えたいイメージをメッセージとして相手に伝える際のツール（つまり「型」）として言葉を使っているのです。日本人は「日本語」で、米国人は「英語」で、中国人は「中国語」でメッセージを伝えようとしているのです。そして、日本人である私たちは、日本語という言葉の中でも、特に自分の使いこなせる語彙を使って平素のコミュニケーションを図っているのです。

「さむらい」の域に達しているイチローのバッティングスタイルを例に取って説明する

と、もっとわかりやすくなるかもしれません。イチローは子供の頃から徹底してバッティングの基本的な「型」を身につける稽古（つまり、素振りとバッティングセンターでの打撃練習）を繰り返し、その延長線上に、イチローの実戦で磨き上げられたバッティングスタイルである現在の「形」が生まれたのです。イチローを目標にする後輩は、イチローの現在の「形」をただまねようとするのではなく、バッティングの基本的な「型」を身につけた上で、イチローがしたのと同じように、自分自身の「形」を見つけ出して育てる努力を重ねていくことが重要なのではないでしょうか。

話す！ 伝える！ 伝わる！

話す内容が相手に「伝わる」ためには、何が必要なのか？

事実と感情

「医療コミュニケーション」の教育に携わるようになってから取り組んでいることの一つに、参加体験型ワークショップがあります。私が勤めていた大学で、医学生を対象にした「医療面接」と「医療コミュニケーション」の教育の責任者を務めたことが直接の契機になっています。一般市民ボランティアの方々に参加していただいて、「模擬患者」(Simulated Patient, SP) を養成することが必要になったのです。

模擬患者の養成のためには、参加体験型ワークショップが必須です。もっとも、参加体験型ワークショップの原型のようなものは、ずっと前から教育の場で取り入れていました。

「治験のインフォームドコンセント」をテーマにした学生同士のロールプレイによる学習法もその一つです。

「医療コミュニケーション」の学習では、知識の習得で終わることなく、身体で覚える（つまり「身につける」）ことが重要です。そのため、実際に体験してみることは必須です。そこで、模擬患者の参加する医療コミュニケーションの学習では、模擬患者の重要な役割として、医療者役の学習者に対して「フィードバック」をしてもらいます。いまここで行われた一〇分間ほどの医療面接が終わった直後に、実際に起こったこと・感じたことを、「事実」と「感情」に分けて、模擬患者から学習者にフィードバックしてもらうのです。たとえば、「お待たせしました、と言って笑顔で診察室に迎えていただいたとき、ホッとして安心感を持ちました」「私の話したことをメモするために沈黙している時間が長く、話したいと思っていたことを話しにくく感じました」などです。

フィードバックを受けることにより、学習者に「気づき」が生まれることを期待しています。気づきにより、学習意欲が高まったり、より良き医療者になるための行動変容が起こるのです。

感情と思考

このフィードバックの場面を見ていて、私が気づいたことがあります。まず、事実と感情を分けて語るのは、慣れないと結構難しいということです。そこで、繰り返し練習してもらいますが、これは練習すればできるようになります。次に、女性は感情を語るのが上手な人が多いのに対して、模擬患者になろうというような比較的高齢の男性は、感情を語ることは苦手で、自分の考えを語る人が多い、ということです。一般社会では感情を語ることを求められることは稀で、自分の考えを求められる機会が多かったということが関係しているのかもしれません。そのため、感情を素通りして、自分の考えを語りがちになるのです。あるいは、感情は動いてもその変動幅が小さいため、意識に上ることは稀であって、次にどうするかを考えることを男性として求められることが多いことから、そのような習慣が身についたのかもしれません。

静かに考えてみるとわかることですが、何らかの「事実」があって、それに対して「感情」が動き、それをどのように考えるかという「考え・思考」が生まれるのです。これこそが私たちの「心」の働きです。心の働きは、このように大きく分けると二つになります。感情（どのように感じるか）と思考（どのように考えるか）です。

「感情」は、視覚・聴覚・触覚・味覚・嗅覚といった五感を介して外界から入ってくる刺激（本稿でいう「事実」に相当）に対して、脳内で生まれます。感情は生体が適応して生き延びるために、次に取るべき行動を制御するための機能だと考えられます。感情は、古来、喜怒哀楽で代表されてきた心の動きで、根底には「快・不快」の感じがあります。感情は漠然と広がっているような場合には、自分でもつかまえにくいものですが、ある程度強くなると、自律神経系の変化や、筋肉系や行動の変化として外からも見えるようになります。このような強い感情は「情動」と呼ばれています。感情は、進化論的に見て最も古い生体の反応です。「大脳辺縁系」と呼ばれる古い脳の部位の働きにより生じます。

「思考」は、大脳辺縁系よりも上位構造として、進化の過程で新しく生まれた「大脳新皮質」の働きです。そこで、感情の土台の上にイメージが生まれ、それに「かたち」を与え、記号として言葉を当てることにより、分類したり、カテゴライズ（範疇化）したりします。世界を知る、あるいは世界を理解しようとする脳の働きです。思考の結果として、自発的に、未来に向けた行動を始めるか、あるいは、いくつかの選択肢の中から行動を一つだけ選択することになります。

「伝わる」ために必要なこと

私たちが「話す」のは、何かを相手に「伝える」ためであることが多いと思います。伝えるのは、相手にわかってもらう（伝わる）ためです。では、「伝わる」ためには、何が必要でしょうか。

まず、（1）相手に何を伝えたいのか、伝える側の気持ちが明確になっている必要があります。自分が見た事実、そこでどう感じたか（感情）、それをどのように考えたか（思考）、つまり、事実・感情・思考に分けて捉えることが重要なのです。伝える相手と目的に応じて、何をどのような順序で伝える（話す）かについて考える必要があります。客観的な事実について淡々と話すことが重要な場合もあります。事実を語ったあとで伝える側の考えを話すことが重要となる場合もあります。相手の感情に訴えることが必要な場合もあるはずです。事実・感情・思考をミックスして、語る順序とそれぞれの比重の置き方を変えることが必要なこともあります。

次に、（2）自分が伝えたいと思っている相手を知ることです。「私から聞いて何かを知りたいと思っているのか、いないのか」、いないのであれば「知りたい」と思ってもらうことが先決事項になります。「どのような基本的情報と考え方の枠組みを持っている人なのか」を知ることも重要です。それにより、伝え方が変わってきます。

また、(3)「情」のレベルで自分が相手に受け入れられる必要があります。少なくとも相手を不快な気持ちにさせないだけのマナーや言動を示すように努める配慮は、「伝わる」ための大前提として重要なことです。相手に不快感を与えることになれば、「知」のレベルでわかってもらいたい話であっても、聞いてもらえなくなるか、理解してもらえなくなる可能性が高まります。

「伝わる」ためには、少し考えてみるだけでも、右に挙げたような条件が揃った上で、「知」のレベルで相手に理解される必要があることがわかります。

そして、最後に付け加えるとすれば、相手が話を聴きたくなるような人物に自分自身が成長すること、そのためには、平素から自らの「人間力」を磨く努力を惜しまないことではないでしょうか。

現代人類の特徴である「言葉」を遣って「話し合う!」ということ

ホモサピエンスの創り出した言葉による、建設的で、効果的な対話のために!

効果的な「話し合い」のために

今回のテーマは、平素はあまり意識することなく日常的に行っている「話し合い」です。効果的な「話し合い」には、どのようなことが重要なのでしょうか。

創薬と育薬を目的として活躍している人は、医療機関の中で働く医療者だけでなく、医療者以外の他職種にまで、幅広い範囲に存在しています。平素は医療機関の中で接することの少ない多くの仲間たちが、共通の目的を持って働いている領域です。そこで、創薬と育薬のために医療機関内と外の幅広い領域で働いている仲間をひとまとめにして、「創薬育薬医療スタッフ」というチームプレイヤーで構成される「創薬育薬医療チーム」と呼ぶことにします。

「創薬育薬医療チーム」が質の高いパフォーマンスを発揮するためには、チームワークが必要になります。「創薬育薬医療チーム」としての良きチームプレイが、質の高いパフォーマンスを達成するためには決定的に重要になるからです。周知のごとく、良い「チームプレイ」が生まれるためには、チームプレイヤー相互の間、あるいは、患者との間での「良きコミュニケーション」が必須になってきます。

コミュニケーションにはいろいろな定義がありますが、「コミュニケーションとは、双方の有する情報を、お互いが共有しようとするプロセスである」と理解すると、私たちのすべきことがわかりやすくなります。

この表現には、三つの重要な要素が入っています。(1) 双方が情報を持っていること、(2) 双方がその情報を共有しようとしていること、(3) 時間経過に伴って双方の共有する情報が増えていくということ、です。

話の「内容」と「文脈」

チームの中で「良きコミュニケーション」が生まれるためには、「良きコミュニケーション」のイメージを頭に描くことができ、そのために必要なスキルを身につけることが必要になってきます。「話し合い」はコミュニケーションを取るためには欠かすことができません。

私たちは誰かと「話し合う」とき、目的に応じて話す内容を考え、相手の反応を見て感情の動きを読み取ることが必要になります。話す内容が伝わっているかどうか、話した内容が共有できているかどうか、を相手の表情や言動から知るのです。話す「内容」が相手に伝わりやすくするためには、相手の感情の動きに合わせて、話し方を微調整する必要があります。

「話し方」や「話し方の微調整」は、話す「内容」に対して「文脈」と表現することができます。つまり、対話する際の私たちの語る「話」は、構造的に、「内容」(content)と「文脈」(context)に分けることができるのです。「内容」は話す際の話の内容そのものですが、「文脈」とは「内容」を話す際の「態度」と言ってもよいと思います。

例として、「馬鹿だなー」(あるいは「あほか!」)という一言を取り上げてみます。「馬鹿だなー」と同じ言葉を投げかけられたとしても、相手により、言い方により、状況によって、腹が立ったり、立たなかったり、場合によっては嬉しかったりすることだってあると思います。このような違いが生ずるのは、遣われた言葉は同じであっても、話す際の状況や態度が異なっているからです。つまり「文脈」が異なると、受ける印象が異なってくるだけでなく、言葉の「内容」の持つ意味まで修飾を受けるからです。

さらに一歩進めて、話の「内容」をもう少し細かく整理してみます。目の前で起こった客観的「事実」と、そのとき自分の中に生まれる主観的な「心の動き」に分けて整理するのです。ここで、客観的な「事実」とは、五感を介して外から入ってくる情報が主体です。「事実」は話し相手同士の間で同じように受け取られることが多いため、共有されやすいものです。

一方、主観的な「心の動き」のほうは、事実に直面した際に、自分がどのように感じたか（感情）、どのように考えたか（思考）ということを指しています。「感情」と「思考」は、人により異なり、多様性に富んでいます。「感情」は大脳辺縁系の機能であり、「思考」は進化して新しく生まれた大脳皮質の前頭前野の機能です。これが脳の中で生まれる私たち人間の「心の動き」の特徴です。

情報の共有を容易にする『やわらかな一・五人称』

脳内で生ずるプロセスとしては、五感の助けによる「事実」の認知、「感情」の動き、「思考」の働きの順序で進行していきます。実際には、自分の「感情」の動きや、浮かんだ「考え」に気づいたりすることのほうが先になることもあるでしょうが、実際の脳内でのプロセスはこの順序（事実→感情→思考）で進行していきます。そこで、「事実」をお互いが共有した上で、自分の「感情」や「思考」を伝えると、効果的な「話し合い」になりやすいのです。

このようにして、お互いが『やわらかな一・五人称』の姿勢で話し合うと、建設的で、効果的な会話に発展しやすいものです。『やわらかな一・五人称』の姿勢とは、「一人称（私）の立場に立ちつつ、二人称（あなた）の立場にある相手の気持ちにも寄り添える、つまり、一人称と二人称の間を、やわらかく行ったり来たりできる、平均すると『一・五人称』になるような『やわらかな姿勢』（態度）」のことです。会話により「話し合う」際に、お互いの間で情報を共有する際に役立つコンセプトです。

なお、効果的な対話になるためには、相手に対するリスペクト（敬意）を抱いていることが必須条件であることは、言うまでもありません。

「話し合い」のスキルを磨くためには、平素は無意識のうちに行っている「話し合い」という行為について、右に記したような会話に伴う要素とプロセスを、意識しながら体験してみることが役に立ちます。そのため、「話し合う！」をテーマにした参加体験型ワークショップ（ＷＳ）では、『やわらかな一・五人称』の姿勢で話し合うというワークを体験してもらっています。その上で、限られた時間を有効に使って、「話し合う」というプロセスを構造的に理解し、効果的な話し合いに必要なポイントを学ぶようにしています。

私たち臨床試験支援財団では、第一七回ＣＲＣと臨床試験のあり方を考える会議（略称：ＣＲＣあり方会議）（二〇一七年）以降、会議の期間中に、「医療コミュニケーション」のＷＳを開催しています。

認知した「事実」を、どのように感じ（感情）、どのように考えたか（思考）、を把握することの重要性

五感を介して入力した刺激から外界を認知し、こころ（知情意）がどのように動いたかを、感情と思考に分けて捉えるということ

心を捉えるための三つの要素

人間の特徴の一つは、「こころ」（心）を持って生きているということです。では、心とはいったい何なのでしょうか。

『智に働けば角が立つ。情に掉させば流される。意地を通せば窮屈だ。』

夏目漱石の名作『草枕』の冒頭の一節です。心の特徴を見事に捉えていると思います。

心を、知性（知、智、思考）と感情（情）と意志（意）という三つの要素で捉えているの

です。一般に「知情意」といいますが、冷静に考えてみると、脳内での動きは「知→情→意」ではなく、「情→知→意」の順序であることがわかります。脳科学の諸々の知見から導かれる合理的な理解は、「情→知→意」の順序なのです。

五感により外界を認知して生まれる「事実」に直面すると、私たちの「心」が動きます。例として、「初日の出」の情景を取り上げてみましょう。元旦の早朝、水平線から太陽が昇ってくる場面です。太陽が東の海から昇ってくるのは「事実」です。美しいと感じたり、清々しい気持ちになったり、手を合わせたくなる気持ちが立ち上がってきます。これが「感情」です。太陽が地球の周りを回るのではなく、地球が太陽の周りを回っているのだ、と地動説を唱えたコペルニクスやガリレオの偉大さを頭に浮かべたとします。これは「思考」です。

もう一つ別の例を挙げてみましょう。雨天の日にたまたま舗装状態がよくない道路を歩いていたところ、後ろから来た自動車が水たまりの水をはねて、運悪く泥水をかぶりました。自動車のはねた水を浴びたのは「事実」です。思わず「こら、気をつけろ！」と叫んでいました。腹が立つという「感情」が立ち上がったのです。車が走り去った後、車の番号を控えて文句を言おうと考えたり、帰宅したら衣服をクリーニングに出さなければならないと考えたりするのは「思考」です。

「知情意」の最後の「意志」とは、ある「事実」に直面した際に、心に浮かぶ感情や思考に秩序を与えて、自分の行動を決めるための心の働きです。

人を含む動物は、自分を取り巻く環境の変化に応じて、次に取るべき自分の行動を決めて、環境に適応しながら生きています。そのためには、周囲で生ずる環境の変化を的確に知る必要があります。その役割を担っているのが、感覚器の機能です。感覚には、視覚、聴覚、触覚、嗅覚、味覚といった五感の働きがあります。人では、視覚と聴覚の役割の比重が特に大きくなっています。五感を介して入ってくる刺激に応じて、外界を事実として認知します。私たちが認知する事実は、必ずしも真実であるかどうかはわかりません。認知にはいろいろなバイアスがかかるため、何らかのフィルターを通して見聞きしているからです。

脳は神経の密接なネットワークで成り立っていますので、心の要素となる知性、感情、意志のそれぞれを、脳の一部位だけの働きによって説明することは難しいのですが、中心になって働いている脳の部位は存在しています。

「感情」は、人の脳の進化のプロセスから見ると、大脳辺縁系（偏桃体、海馬を含む）

が主体となる脳の働きです。進化論的には古い脳の働きです。もっとも根源的感情は、快か不快です。代表的な感情は、喜怒哀楽です。

「知性」と「意志」は、大脳皮質の前頭葉の働きです。大脳皮質は、進化論的には大脳辺縁系の上に新しくできた脳です。感情が生まれると同時に、あるいは時間的に少し遅れて、心の中に「どのように考えたか」という思考が生まれます。これが知性の働きです。

外界を知るために、外の世界に存在する「事実」（あるいは、かたち）に対応させて、脳内に「イメージ」（心像）が生まれます。私たちが経験するのは、イメージであって、外界に存在する事実そのものではないことに注意しておく必要があります。心に浮かんだイメージを、相手と共有するために、言葉にして伝えます。しかし、仲間と共有しようとしているのは、言葉そのものではなく、言葉が生まれる基にある感情やイメージなのです。

多様性に富む心の動き

医療コミュニケーションのワークショップを長年にわたって行ってきた経験から言えることは、医療面接の場で生まれる感情を上手に語れる人もいれば、自分の考え（思考）のほうを伝えるのが上手な人もいます。一般に、女性には前者が多く、男性には後者が多い、という印象があります。つまり、(1) 感情の動きに語りが偏る人、(2) 思考の動きに語りが偏る人、(3) 感情と思考をバランス良く語れる人、がいるのです。

感情の動きを語ることなく、思考の動きに語りが偏るのは、いくつかの理由が考えられます。(1) 外界からの刺激が弱いため感情が立ち上がってくるほどではなかったか、感情が立ち上がったとしてもわずかであった場合、(2) 感情の動きに何らかの理由で抑圧がかかり、意識に上ってこなかった場合、(3) 平素から感情の動きをスルーして、思考の動きに注意を向ける生活習慣が続いている場合など、です。

外界で起こった客観的な「事実」と、そのとき生まれる主観的な「心の動き」(感情と思考) に分けて整理することは重要です。「事実」は、外界から入ってくる刺激により脳内に生まれるものであり、他者とも共有されやすいのです。しかし、主観的な「心の動き」は、人により異なり、多様性に富むのが一般的です。

書き出して可視化したりして、事実と感情と思考を分けて捉えることを繰り返して習慣化すると、自分のものの捉え方、感じ方、考え方の特徴が見えてきます。どのような外界からの刺激に対して、どのような心の動き (感情と思考) が生まれやすいのか、が見えてくるのです。自分の心の理解とそのコントロールに役立ちます。

ロゴスとパトス、理性と感性という言葉があります。心の働きの重要な二つの面を表現していますが、感情はパトスと感性に密接に関連しています。思考はロゴスと理性（あるいは知性）に密接に関連しています。事実と感情を分けて捉える努力は、「感性を磨く」のに役立ちます。事実と思考を分けて捉える努力は、「知性（あるいは理性）を鍛える」のに役立ちます。

そこで、事実と感情と思考を分けて捉えると、医療において患者との間で良き信頼関係を築くのに役立つだけでなく、自分の特徴（持ち味）を知ることにも役立ち、さらには、ストレスマネジメントにも役立つという効用があります。近年、うつ病の治療や予防のために使用される機会が増えている「認知行動療法」の基礎にある考え方にも通じており、適用範囲は広いように思います。

医療面接の三つのパターン
効果的な医療コミュニケーション学習法の新しい提案

「具体」と「抽象」

「具体」と「抽象」という言葉（またはコンセプト）があります。「具体的」と「抽象的」という形容詞の形で、日常会話でもしばしば使われています。「具体」は実際に存在している物や事のことです。私たちの身の周りにある物や実際に起こった出来事は、すべて「具体」です。一方、「抽象」は、具体的な物や事から取り出したある特定の性質または側面のことです。「具体」から「抽象」化できる力は、人にだけ備わっていると考えられる能力です。そして、もろもろの事象を「抽象」することにより、科学や哲学など人間特有の文化を発展させることができたのです。

ここで、少し違った視点から考えてみたいと思います。注目したいのは、「抽象」したものは、「具体」に付随しているある性質や側面にしかすぎないということです。つまり、「抽象」は実在するものではなく、私たちの頭の中に概念として存在しているということです。「抽象」が行われるプロセスでは、必ず拾い上げられずに捨てられる物や事が生まれます。このことを専門用語では、「捨象（しゃしょう）」といっています。物や事といった「具体」からある要素・側面・性質を抽象するとき、その他の要素・側面・性質は度外視されます。「抽象」化のプロセスでは、「抽象」で取り出された性質以外のすべての「性質」が捨てられることになります。

このことを医療の場で考えてみたいと思います。「病人」が存在して初めて医療が成り立ちます。もちろん、医療には医療者の存在も必須なのですが、「病人」がいなければ医療は必要がなくなります。その医療の場では、「病人」が「具体」です。患者A、患者B、患者C……といった個々の病人が「具体」です。異なった個体の病人でも、同じ「病気」であれば似たような症状や所見を引き起こす、したがって「病人」たちの「病気」にはそれぞれ病名がつくはずであるという考えに基づいて、一七世紀の近代医学の黎明期に、英国を中心にして、「病人」を「病気」の病名で分類することが行われるようになりました。

実はこのことが、その後の医学を科学として大きく発展させる契機の一つになるのですが、この点にはここでは深入りせずに、「病人」が「具体」であること、「病気」は「抽象」であって私たちの頭の中に存在しているという点に注目したいと思います。

「疾患モード」と「病人モード」

医学や医療は、「抽象」である「病気」の病名によって分類され、研究され、教育され、医療制度の中に位置づけられています。そのほうが効率が良いからだと考えられます。したがって、私たちが医療者として個々の患者に対応するとき、「具体」としての「病人」と「抽象」としての「病気」という頭の働かせ方から見ると二つの態度で接することになります。

ここで、疾患中心のアプローチを「疾患モード」（または「病気モード」）、疾患を持った個々の病人を中心にしたアプローチを「病人モード」と名づけることにします。前者は主として「理性」に、後者は主として「感性」に依存した脳の働かせ方です。医療の中では、救急医療、急性疾患、慢性疾患、心身症などといったそれぞれの診療場面で、「疾患モード」と「病人モード」の比重が異なってきます。つまり、医療の中で私たちは「疾患モード」と「病人モード」を、意識することなく使い分けているのです。つまり、「理性」と「感性」をバランス良く使うことにより、医療が成り立っているということができます。

そこで医療コミュニケーションを学ぶ際の学習法として、次の三つのパターンを経験することを提案し、実際に医療コミュニケーション学習の場で使ってみています。すなわち、医療者役の学習者が次の三つのパターンを順次経験するという方法です。
(1) パターンA：病名(病気の鑑別診断や検査所見など)に全注意を集中して、ただひたすら「疾患モード」で患者に対応する。
(2) パターンB：患者の話に集中して、ただひたすら患者の語る物語や気持ちに寄り添うように努めて「病人モード」で患者に対応する。
(3) パターンC：「疾患モード」と「病人モード」を必要に応じて柔軟に行き来する。

この三つのパターンを、A→B→Cの順序で体験するようにします。

この「医療コミュニケーションの新しい学習法」は、本書の中で紹介した「疾患モードと病人モードという考え方」「モードの切り替えという考え方」「やわらかな一・五人称」などを、「医療コミュニケーションの学習法」に応用したものです。

医療コミュニケーションの学習で目指す〝サクセスゾーン〟とは

この新しい学習法を採用することにより得られる効果として、どのようなことが挙げられるでしょうか。実際に医療コミュニケーションのワークショップや医療コミュニケーションの授業でこの方法を使用してみた感想は、次のようなものです。①医療者役をする学習者が、「疾患モデル」と「病人モデル」を意識するようになること、②二つのモデルの間での自分自身の「振れ幅の大きさ」を知ることができること、③自分自身のこころの動きを意識化できること、したがって「疾患モード」と「病人モード」をやわらかく使い分けることができるようになること、④自分のスタンスや立ち位置が見えるようになり余裕が生まれること、などが挙げられます。医療コミュニケーションの効果的な学習につながるように思います。

これを視覚化してみましょう。「疾患モード」を縦軸に、「病人モード」を横軸にした座標軸法で描いてみると、パターンAは**図**の第一象限（左上の領域）に入ります。パターンBは第四象限（右下の領域）に入ります。パターンCは第一象限（右上の領域）に入り、ここが目指す「Success Zone」です。

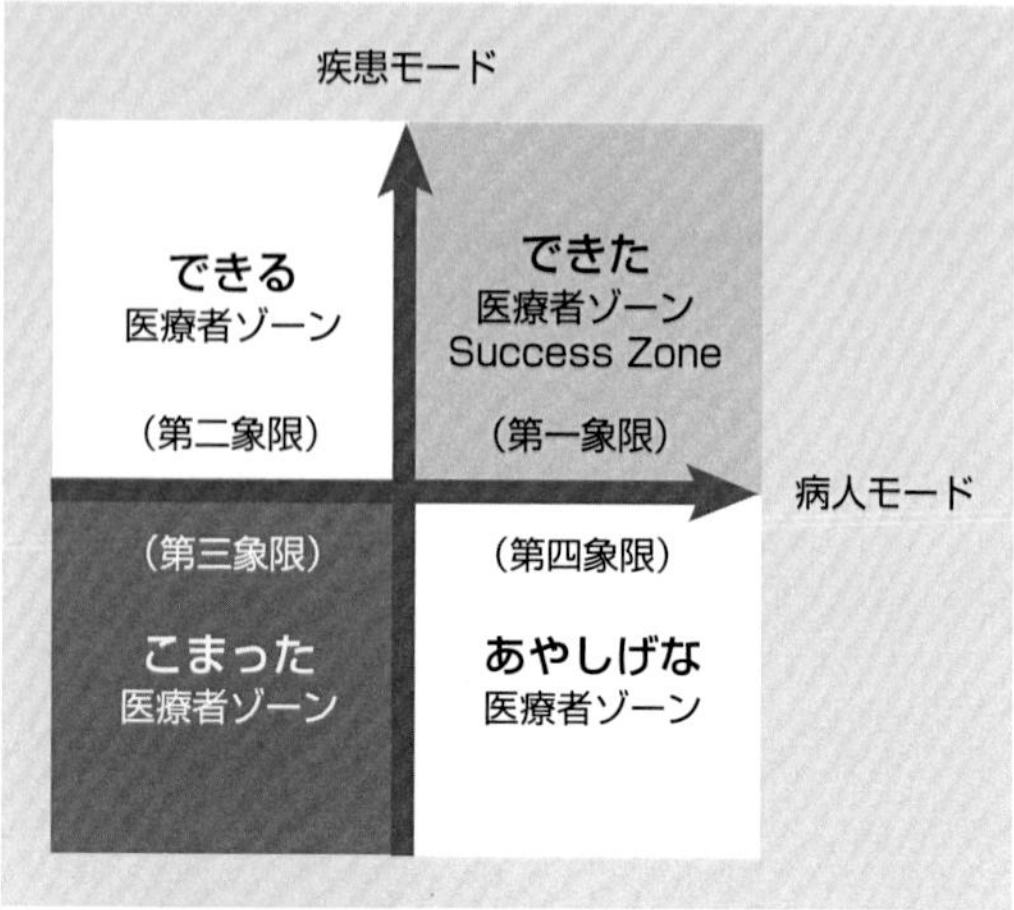

●医療者の属するゾーンと疾患モード・病人モードの関係

これを医療者のイメージで表現してみると、第一象限から第四象限に向けて、「できた」「できる」「こまった」「あやしげな」という四つの言葉で表現できる医療者ゾーンが出来上がります。

そのとき、診てもらっている患者がどのように感じるかを、これもイメージとしてやさしい大和言葉でまとめてみると、第一象限から第四象限に向けて、「やすらぎ」「いらだち」「あきらめ」「くつろぎ」になります。私たちが医療コミュニケーションの学習で目指すサクセスゾーンは、患者が「やすらぎゾーン」(第一象限)に入ることなのです。

第3章

プロフェッショナルとしての医療者が身につけたいこと

プロフェッショナルとして磨かれた「直感」の力

少しの情報で本質をつかむ！ 一目で見抜く力！

無意識の領域に蓄積された経験の記憶

仕事の最中か日常生活の中で、「ん？ あれ？」といった「違和感」を瞬時に抱いたあとで、この「違和感」が実は正しかったという経験をしたことは、誰にでもあるのではないでしょうか？

「違和感」は、しばしば私たちの身を守ってくれます。まずい事態が生ずる前には、何らかの予兆が必ずあるものです。この予兆を、瞬時に「違和感」として感じることができるのは、無意識の領域に蓄積された経験の記憶が瞬時に出てくるものだからです。いろいろな場面で感ずる「違和感」は、その後の改善へ向けた行動のスタート点にもなります。次々と生まれるアイデアの源にもなります。まずは「違和感」に気づくことが大切です。この「違和感」を掘り下げていくことで、見えなかったものが見えてくるようになるのです。

単なる「違和感」ではなく、瞬時に確信を持って「これだ！」と感ずる感覚を「直感」といいます。「直感」は経験知に支えられています。したがって、「直感」は経験の蓄積によって磨かれるものです。そこで、プロフェッショナルとしての経験を積み、感性を磨いていくと、「直感」も磨かれます。逆に、気づいたことを大切にしないまま放置し続けていると、感性は鈍っていくもののようです。

プロフェッショナルとして磨かれた「直感」にまつわる面白い話があります。米国ロサンゼルスにあるゲッティー美術館に、ある美術商が訪問してきました。彼は、掘り出し物のギリシャ時代の大理石像を買わないか、と商談を持ちかけてきたのです。彼曰く、「紀元前六世紀ギリシャ時代の大理石像（クーロス像）を手に入れた。掘り出し物だ。一〇〇〇万ドルで買わないか。一九三〇年代からスイス人医師が所有していたものだ」。

ゲッティー美術館には目玉となる美術品が欲しかったという事情もあったのでしょう、専門家や学者たちに鑑定を依頼しました。種々のハイテク手法を駆使して行った鑑定の結果は、本物だということになり、一年余り経って最終的に購入を決定しました。いよいよゲッティー美術館で待望の初公開（一九八六年）をしたところ、目利きの人たちが、直感的に観て「おかしい！」と言い始めました。本物か偽物かをめぐって大論争になり、六年後にゲッティー美術館は、本物か偽物かをメインテーマにしたセミナーを、ギリシャで開催しました。

その後、鑑定に使用した手紙類が偽物だったことが、貼ってあった切手を手がかりにして判明しました。つまり、洗練された目利きの二秒の「直感」が、一四ヵ月もかけて詳細に調べ上げた専門家チームの鑑定に勝ったのです。まさに「目利きの直感、恐るべし！」です。

ゲッティー美術館は、この高価な買い物となったギリシャ彫刻の前に、「Greek, about 530B. C. or Modern forgerymarble」（ギリシャ時代、紀元前五三〇年頃または近代の模造品）と書いた説明書を付けて展示しています。

「一五秒間の真実」

第一印象は、瞬時の判断力です。感性の力です。無意識の働きなので、理由はよくわからないが感じるわけです。そして、結構正しい判断を下しているのです。

「人間は三回も会えば、その人に対する印象や評価が固定する」と一般にいわれています。心理学の領域では、これを「スリーセット理論」といいます。人間は初対面で、相手に対する大雑把な第一印象を決めてしまいます。その後、二回目に会った際には、最初に自分が抱いた印象が正しかったのかどうかを、もう一度判断しようとします。三回目に会った際には、単なる確認をしているのであり、一般に、その後評価はあまり変わらないものです。つまり、最も重要なのは初対面の第一印象だということになります。

ある大手の会社で長年人事部長を務めた方が、面接試験の受験対策本の前書きの中で書いていていました。「長年入社試験の面接をしてきた経験からいうと、入社の際の面接試験で受験者が面接室に入ってきた際の最初の印象で、合格かどうかはわかるようになります。多くの同業の仲間も同意見です」。彼の体験から出た傾聴に値する意見です。

ある障害を持った患者さんが書いた本で、次のような感想を読んだことがあります。「長い間、医療のお世話になってきたので、自分自身の身を守るために、『信頼できる医療者』と『信頼できない医療者』の見分け方が身につきました。会った最初の一五秒間の態度と別れ際の一五秒間の態度を観察していれば、信頼できる医療者かどうかは、間違わずにできるようになります」と。そして、読者にもそのようにすることを勧めていました。まさに「一五秒間の真実」です。

「非言語的に醸し出される雰囲気」の重要性

ハーバード大学の心理学者が行った研究に、次のような内容のものがあります。研究の目的は、教師を有能にする要因を明らかにすることでした。特に、非言語的な「しぐさ」などが要因として重要ではないかと考え、それを確かめるために、ハーバード大学の教職兼務の大学院生について作成したビデオを使用しました。無音のビデオを人々に見せて、教師の有能さを評価させました。

当初の計画では、一人の教師につき一分間のビデオを使用しようとしましたが、講義を受けている学生の反応が写っていると評価に影響すると考えて、学生が写っていない一〇秒間のビデオを作成し、これを使用して評価者たちに教師を一五項目の評価項目について評価してもらいました。その後、さらに短縮した五秒間のビデオを作成して、別の評価者たちに評価してもらいましたが、評価結果は、一〇秒間のビデオを見て評価した場合と有意な差を認めませんでした。さらに、もっと短縮した二秒間のビデオを作成して、別の評価者たちに評価してもらっても、結果は基本的に同じでした。

この研究の衝撃的な点は、次の事実です。同じ教師が半年間の授業を行った後の学生の評価と、短時間の無音のビデオを観て評価した結果との比較です。当然、学生は無音のビデオから知ることよりも、その教師についてずっと多くのことを知っています。しかし、学生の評価は、ビデオだけを見た人の評価とよく一致していました。教師を全然知らない人の二秒間のビデオに基づく評価が、半年間の授業に出席していた学生の評価とほとんど同じだったのです。

この実例から、「直感」の力とともに、平素の生き方から身についた非言語的に醸し出される雰囲気が、人間社会の中で生きていく上でいかに重要であるかということを示しているように思われます。

「事実」と「感情」を分け、「事実」と「考え」を分けて捉える！

前者は「感性」の、後者は「理性」の鍛錬になる！

医療の本道としての「心身一如」

私たち人間は「こころ（心）」を持っており、その心のあり方がその人らしさを形づくっています。いろいろな場面での心の動きは個人によって異なります。個人で異なるということが、その人らしい人柄となり、個性になってきます。つまり、その人の「持ち味」になるわけです。

では、心っていったい何なのでしょうか？　そのように改まって問われてみると、そう簡単には答えられないことがすぐにわかります。また、心はどこに宿っているのでしょうか？　昔、心は心臓に、胸部に、あるいは腹部に宿っていると考えられていました。もちろん、現在では、心は脳から生まれると考える方が多いと思いますが、その昔、旧約聖書がヘブライ語からギリシャ語に翻訳されることになったときに、ギリシャ語で心臓を意味するkardiaが選ばれ、これが世の中に広まったといわれています。また、心の働きが心臓や胃腸を代表とする身体の動きとしても現れることは、古くから経験的に知られていました。

しかし、一七世紀の哲学者デカルトは、身体と心を完全に分断する「デカルト二元論」を展開しました。それ以来、医学の世界でも、心と身体は分けて考えるようになりました。このことは、人間の身体的側面の科学的な解明には大いに役立ったのですが、同時に、医療の中での身体と心へのアプローチは、バラバラになってしまいました。

しかし、病気になった人間の身体と心は、相互に影響し合っています。身体の状態は心にも表れ、心の状態は身体にも現れてきます。これこそ私の専門とする心身医学(psychosomatic medicine)の世界のお話になるのですが、「心身一如」のアプローチそのものです。そのようなアプローチをしないと治らない病態が、あるいはそのようなアプローチをしたほうが治りやすい病態があるのです。というよりも、人間が病気になった「病人」が医療の対象であるのですから、病人を対象にした医療は「心身一如」(あるいは「全人的」)

にアプローチするのが本道なのではないでしょうか。

私の書棚には、恩師の一人であり編集者でもある池見酉次郎先生のサイン入りの『精神身体医学の理論と実際（総論）』（医学書院、一九六二年）があります。心身医学を志した若き日々によく読んだ医学書の一冊なのですが、その表紙をめくったページに次のような言葉が書かれています。

〝There are no diseases. There are only sick people.〟（Alan Gregg）

いままでに記してきたことと同じ文脈であり、心に棲み付いている言葉です。

「事実」と「感情」を分けて捉える重要性

私の働く大学で医学教育を行っていく上で、模擬患者（Simulated Patient, SP）の養成が必要になってきました。そのために始まったSP養成セミナーは、すぐに「豊の国医療コミュニケーションの集い」に発展しました。SP養成のためのワークショップの場は、医療者にとってもコミュニケーションを学ぶ良い機会になっていることに気づいたからです。ここでの活動は、その後「響き合いネットワーク（Resonate Network）」と呼ばれるようになり、現在、大分、岡山、東京、長崎、山形、湯布院の六つの地域で活動を続けています。二〇一〇年六月には六つの地域が一緒になって、「響き合いネットワーク連絡協議会」を結成しました（注）。この響き合いネットワークは、SPの養成を行うとともに、医療コミュニケーションのワークショップを毎月、各地で開催しています。良き医療コミュニケーションは、患者にとっても医療者にとっても良い効果を生じます。治療効果が高まる「治療の場」が生まれるからです。

さて、SPの重要な役割として、与えられた患者シナリオを覚える、患者を演ずる、医療面接者にフィードバックする、ということがあります。医療コミュニケーション学習では、「気づき」が重要なキーワードになります。SPのフィードバックのポイントは、いまここで起こった医療面接での体験を、「事実」と「感情」を分けて、医療者役の方に伝えることにあります。そうすることにより、医療者のほうに「気づき」が生まれやすくなるのです。

ここで、「事実」と「感情」を分けて捉えることの重要性について、少し突っ込んで考えてみたいと思います。私たちの心は、ある刺激に対して動きます。ある感情（たとえば、

「快」か「不快」という感情）が心の中に生まれます。その感情に動かされて、私たちの反応（言動）が生まれます。したがって、最も単純な場合には、刺激に対してすぐに反射的に反応することになります。しかし、反射的に反応すると、人間関係においてはしばしば新しいストレスが生まれかねません。ここで、刺激を「事実」としてできるだけ客観的に捉え、その「事実」に対して、自分にどのような「感情」が生じたのかを分けて捉えようとしてみるだけで、様相がかなり変わってきます。

「事実」と「感情」を分けて捉えることを繰り返して習慣化すると、自分の特徴が見えてきます。つまり、どのような刺激に対してどのような反応が起こりやすいのか、どのような「事実」に対してどのような「感情」が生まれやすいか、が見えてくるのです。そして、反射的な反応ではなく、そこに「間」が生まれ、「間のない（間抜けな）」言動が減ってきます。「間」が人間関係に余裕を与える、と言ってもよいかと思います。そして、「事実」と「感情」を分けて捉える努力は、実は「感性」の鍛錬になるのです。

ある刺激に対して心が動くのは、感情だけではありません。何らかの考えも生じてきます。

つまり、そこで起こっていることをどのように「考える」か、ということです。この考えるプロセスでも、その人らしい個性が生まれます。時間的に追ってみると、「事実」があって「感情」が動き、その感情に伴って「考え」が生まれてきます。そこで、「事実」と「考え」を分けて捉えようと努力してみると、これは「理性」の鍛錬になることがわかります。

つまり、「事実」と「感情」を分けて捉えることは「感性」を磨くのに役立ち、「事実」と「考え」を分けて捉えることは「理性」を鍛えるのに役立つように思います。そして、「事実」と「感情」を分け、さらに、「事実」と「考え」を分けて捉えようとすることによって、自分の個性を把握しやすくなり、患者と医療者の間の良き信頼関係を築くのに役立つだけでなく、この世の中で「生きていくのが楽になる」という効用もあるのではないでしょうか。

（注）「響き合いネットワーク連絡協議会」は、二〇一九年三月に解散し、九年間続いた協議会としての役割を終了しました。

（本稿初出：二〇一一年八月）

患者の語る物語と医療者の語る物語

「医療コミュニケーション」の学び方としての患者参画型授業

医学生約一〇〇名の前での患者との対話

「患者の語る物語と医療者（医師）の語る物語」は、実は二〇〇二年頃から、医学生を対象にした医療コミュニケーションの授業として行ってきた小生の担当している講義のタイトルです。臨床実習が始まる直前の段階にある医学生、約一〇〇名の前で、一人の臨床医として、患者と一対一でその患者についての治療について語り合う姿を、ありのまま観て、感じてもらい、質疑応答の時間を持つことに意義があると思ったからです。

患者にとっては、自分自身が一番大切だと思うのはごく自然なことであって、その意味では当然のことながら、患者は自分を主人公とした物語を生きています。一方、医療者（医師）は、患者のいま味わっている病苦を少しでも軽減できるように、専門職として医療行為を行っています。他者の苦しみを和らげてあげたいという人間としての自然な心情から生まれた人間の営みが、医療の原型です。その目的を達成するために、医療者は専門的な医学的知識と技術を駆使して、患者に対して自分の立場でできる最大限の支援をしようとします。

と同時に、医療者にとって目の前にいる患者は、自分自身を主人公とする物語の書かれた一冊の書籍の中の、たまたま開かれた一頁に書かれている物語を語っている存在だともいえるのです。そこで、まだ開かれていない頁に書かれている「患者の物語」を想像しながら、この一冊の本について、より良く、あるいは、ほど良く理解したいという気持ちが医療者側にあると、患者と医療者の信頼関係が深まっていきます。

患者の視点から患者が語る物語

「患者の語る物語と医療者の語る物語」と題する学生講義を始めた頃、九州地方で心身医学を専門としている医師の方々の研修会のお世話を、小生が大分で行うことになりました。患者と医師は立場の違いから、当然のことながら、語る物語は異なっています。そこで、医師の立場から語る物語をもとにした一般的に行われている研修会ではなくて、患者の視点から患者が語る物語を交えて、患者と医師の心の動きが同時に見えるようにした研修会を行ってみたいという気持ちが、以前から私の心の中に生まれていたのです。

「患者の語る物語と医療者の語る物語」を主題にした研修会を実現するためには、出演していただく患者役と医師役が必要になります。医師役は、言い出しっぺである私が演じる責務があると覚悟しましたが、患者として出演していただく方も必要です。この重責を担う役割を引き受けてくださったのは、私の外来患者であった四〇歳代の主婦の方でした。彼女は九州の南部に夫婦二人で住んでいたのですが、慢性の全身疼痛のため、九州内の心身医療を専門とする著名な医療機関のいくつかを渡り歩いて、入院治療を受けたにもかかわらず治らないため、郷里の大分に単身で帰ってきて治療に専念しようとしていたのです。私への紹介状を携えての受診でした。針を刺すような全身の痛みのため、診察室の椅子にも座れないということでしたので、ベッドに横になったまま話を聴くことにしました。

私は疼痛を専門にする医師ではありませんが、この方は診察時に疼痛のことを話題にすると、疼痛が減弱するどころか、かえって増強するような気配を感じました。そこで、主訴である疼痛に関する話題は避けるようにして、過去の生活歴の話を聴きながら、疼痛で苦痛を訴えている彼女の表情が多少でも和らぐ気配の感じられる話題を探ることにしました。若かった頃のある話題について語っているときに、表情が多少和らぐことに間もなくして気づきました。これを「キーとなる話題」と考えることにして、以後の外来診察時には、意識して「キーとなる話題」とその周辺の話を取り上げて、彼女の話を聴くことにしました。

「治癒」を確信した瞬間

週一回の外来診療でしたが、話をじっくりと聴くためには時間が必要なため、毎回その日の診察患者の最後に予約を入れて一時間の診察時間を確保するようにしていました。三ヵ月ほど経ったある日の診察時間中に、奇跡のようなことが起こったのです。彼女にとって「キーとなる話題」について、集中して話を聴いていました。そのとき診察室の机の上に置いてあった置き時計の電池が、たまたま切れかかっていたのです。そのことに気づかず、彼女の話に熱中して聴き入っていたこともあってか、一時間の予定が二時間半の面接になっていました。何となく時間の進み方が遅いように感じながらも、時計の針はあまり進んでいないため、プロとしては決して褒められたことではないのですが、時間の経過が念頭になかったというのが実情でした。

そのことに気づいたとき、彼女の口から出た言葉に仰天しました。彼女が言った言葉は、「先生、いま痛みがないです」。これには本当に驚きましたが、同時に「彼女の慢性疼痛は治る！」と確信した瞬間でもありました。とにかくその日は、そのまま帰宅してもらいました。

次の週に来院した際に、尋ねたところ、当日は疼痛のないまま帰宅し、その後も五時間ほどは疼痛のない状態が持続したとのことでした。その後の経過の詳細は省略しますが、「キーとなる話題」の周辺にあった未整理のままの心が整理されて、前に一歩踏み出す行動を取ることができて、たとえ疼痛はある程度はあっても、それまでのように疼痛に振り回されることがなくなり、したがって医療の世話が必要でなくなったのです。ママさんバレーに熱中するまでに、元気になったのです。

この患者が、私に出会ってから全身疼痛が改善し、日常生活ができるまでになった経緯を、私の世話で開催された研修会に出演して、医師としての言葉で語る私と共に、患者の言葉で語ってくれたのです。

この研修会では、患者の語りを集めてデータベース化する取り組みであるＤＩＰＥｘなどとは異なって、患者の心の動きと医師の心の動きを同時に観ることを通じて、二人の間に生ずる相互作用としてのダイナミックな心の動きを、参加者に味わっていただいたのです。幸いにしてこの企画は参加者に好評でしたので、その後、他の場所でも似たような企画を何度か行いました。

冒頭に掲げた医学部学生を対象にした「患者の語る物語と医療者の語る物語」は、同じような意図で開始した授業ですが、私の外来を受診していた別の熱心な協力者が現れたため、しかも、毎年医学生には好評であったため、現在まで毎年続けています。その様子については、またどこかで、機会があれば紹介したいと思っています。

信頼関係の本質を表す言葉：築城三年、落城三日！

すべての人間関係の基盤となる「信頼」の大切さともろさ

言葉を尽くして語るよりも、簡潔な言葉で言い表しているが、まさに本質をついていると思われるような表現が、世の中にはいくつもあります。「築城三年、落城三日！」もその一つです。雄大な城を築くためには、長い年月と多くの人たちの大変な努力が必要となります。しかし、そのようにして建造された城が落ちるときは、意外なほどあっけないものだという現実を、人間の「信頼関係」のたとえとして使ったものです。これをさらに強調した「築城十年、落城一日」という表現もあるようですが、「築城三年、落城三日」のほうが語呂も良く、私はこれを愛用しています。

心身症外来の開設

一九八九（平成元）年に私が大分医科大学（現在の大分大学医学部）の臨床薬理学講座の教授として赴任して以降、大学病院に設置されている臨床薬理センターの中に、「心身症外来」が設けられるようになりました。臨床薬理センターは、臨床各科を受診している患者の薬物治療が、より有効かつ安全に、つまりより効果的に行われることを支援する部門です。したがって、血中薬物濃度を測定しながら、合理的薬物治療が遂行されるように支援していました。いわゆるＴＤＭ（治療的薬物モニタリング：Therapeutic Drug Monitoring）ですが、抗てんかん薬、抗そう薬、心不全治療薬、抗菌薬、免疫抑制薬などの治療濃度域の狭い薬物について、薬剤部と協力して行っていました。この合理的薬物治療を追求する仕事は、臨床薬理学の中核に位置する役割だと認識していました。

当時の大学病院に心身症を診療する医師がいなかったとはいえ、学長と病院長に心身症も診てほしいと言われたときには、正直に言って戸惑いました。しかし、若い頃から心身医学を専攻していて好きな領域だったので、結局は「心身症外来」という形で、最初は医師は私一人だけでしたが、診療を開始しました。

「心身症の患者を診る医師が大学病院にはいないので、中野先生が臨床薬理学をしながら、心身症患者の診療もしてくれると、患者も学生も喜ぶと思うよ！」と当時の学長に言われたのが、まさに私にとっては殺し文句でした。

そこで、臨床薬理学領域の仕事をしながら、心身症の診療も行うようになったのでした。これがその後、医療コミュニケーションの領域の仕事に力を注ぐようになる呼び水になりました。そのうちに、臨床心理士が加わり、心身症を専門とする医師も加わり、心身医学を学びたいという卒業生が次々と大学院生として入局してくれて、一時期、大分における「心身症センター」のような様相を呈していました。

新GCPになった一九九八年頃からは、この臨床薬理センターの中に、治験外来である「創薬育薬クリニック」を設置して、各診療科に治験用の診察室として開放しました。

未来の医学は目の前の患者の中に

「心身症外来」を受診する患者の訴える症状や患者が語る物語は、現代社会の一つの断片であって、心身症患者という「窓」を通して現代社会を観ているような気がしていました。職場や家庭での人間関係のストレス、介護のストレスや老老介護など、現代社会の諸問題が、心身症患者の症状に色濃く現れてくるのです。

「心身症外来」を受診する患者は、抗不安薬や抗うつ薬の適応のある患者が多く、私の専門としてきた向精神薬の中で、まだ使用されていない種類のものを使ってみたり、抗不安薬と抗うつ薬の使い方（投与量・投与間隔・投与方法など）を工夫したりして治療してきました。しかし、紹介されて受診する患者の中には、すでに臨床各科で種々の薬物が使用されたにもかかわらず、これが効くという薬物が見当たらない患者も多いのが実情でした。

したがって、患者の語る話に耳を傾けるしか方法のないこともしばしばでした。ところが、実は、話をよく聴く（傾聴）という行為は、心身症では強力な治療になることが多いのです。この経験から、「聴くは効くに通ず」という言葉が誕生したのです。患者の語る話をよく聴いていると、患者自身が自分でこころの整理をするのに役立ち、病状が回復してくるのですが、話を聴いている私も患者の語りから学ぶことがたくさんありました。私たちは、教科書で医学を学び始めるのですが、実際の臨床の現場では患者から多くのことを学びます。まさに「教科書に書かれた医学は過去の医学であり、未来の医学は目の前の患者の中にある！」という感じがします。

「感性」「誠実さ」「勇気」

このような心身症患者の語りの中で、経過が良くて病状が回復した後、気持ちにゆとりが出きてから振り返って、自分の病気について語るのを聴くのは、楽しい時間を共有することでもありました。このような、いわば脇道にそれて語ってくれた患者の言葉の中に、いま思い出しても素敵だと思える言葉がたくさんあります。「築城三年、落城三日！」という言葉は、このような場面で、ある中年の女性患者が語ってくれた言葉だったのです。

話をしようとするとき、自分がこれから語ろうとしている話の内容に、自分の注意を向けるのは当然のことですが、相手にとっては、話している人が信頼できそうかどうかということが、とても大きな関心事なのです。したがって、話す人の態度や雰囲気は、とても重要です。話の「内容」に対して、話の「文脈」のようなものがとても重要だということなのです。

このことを、人物を描いた絵画でたとえると、描かれた人物を生かすも殺すも背景次第である、という感じです。描かれた人物が、どのような背景の中に描かれているかによって、印象が全く異なってしまうわけです。したがって、何事においても、事が成るためには、信頼関係が強力な背景になるわけです。

このような信頼関係を築き上げるためには、長い間の努力の積み重ねが必要です。しかし、長年かけて出来上がった信頼関係といえども絶対的に不動のものではなくて、不注意な言葉や行動によって、一瞬にして崩れ去ることになりかねないということなのです。そして、出来上がっていた信頼が壊れた際には、改めて信頼関係を回復するには、前にも増して努力が必要になります。創薬育薬の営みの中では、「築城三年、落城三日！」を地で行く例は、結構多いのではないでしょうか。

ここで、信頼関係を築く際に重要となるキーワードは、空気が読めて人間の気持ちの動きに気づく「感性」、気づいたことをネグレクトしてしまわない「誠実さ」、さらには、気づいたことを言動として表す「勇気」だと思います。

感動が人を動かす！　理屈だけでは人は動かない！

人生を決めるような重要な決断に際して思うこと

青の洞門

紅葉の名勝地・耶馬溪（やばけい）を通って、福岡県との境にある大分県北部の都市、中津市に入る途中に「青の洞門」があります。江戸時代後期に、自らの罪業の念から出家し、滅罪のための全国行脚の旅の途中、この地に立ち寄った禅海和尚が、断崖絶壁に鎖のみで結ばれた難所で通行人が命を落とすのを見て、トンネルを掘り安全な道を作ろうと決意しました。ノミと槌だけで三〇年の歳月をかけて掘り抜いたといわれています。このときに使用したノミと槌などの道具は、いまも近くのお寺で見ることができます。明かり採り窓などの一部に手掘りのノミの跡がいまでも残っています。

この話を題材にした『恩讐の彼方に』は、大正時代に発表された菊池寛の感動を呼ぶ短編小説の題名です。さて、禅海和尚（小説では了海）が一人の人間として、自分の一生をかけるに値する難仕事に取り組むといったような大きな決意は、どのようにして生まれてくるものなのでしょうか？　人が人生を決定する決断をする際には、その根底にどのような「心の動き」があるのでしょうか？　この問題を考えてみたいと思います。

生涯持続する情熱

私が学生時代に多大な影響を受けたアルベルト・シュヴァイツァー（一八七五〜一九六五）は、ドイツ人の神学者・哲学者・医師・オルガン奏者・ノーベル平和賞受賞者です。マザー・テレサやガンジーと並び賞される、二〇世紀を代表するヒューマニストの一人です。「密林の聖者」とも呼ばれていました。子供の頃から「同じ人間なのに、なぜ自分だけが他の子供たちと違って恵まれた生活をしているのか」と、本気で苦悩した体験が彼の一生を決定づけているように思います。

二一歳のとき、窓から差し込んでくる朝陽の光を眺めていて、「三〇歳までは自分のために生きて、芸術と科学を身につけることに専念し、三〇歳からは世のため人のために尽くす生き方をしよう」と決意します。名門ストラスブール大学を卒業し、神学博士・哲学博士を取得し、若くして教授職を得たのち、三〇歳のとき、大学教授を辞して、同じ大学の医学部に入学し直します。三八歳で医学博士を得た後、当時医療と心の貧困に困り、「医師にして宣教師」を求めていたアフリカにあるガボンのランバレネに、すべてを投げ打って旅立ちます。その後、彼の思想の代名詞ともいえる「生命への畏敬」という概念にたどり着き、世界平和を目指す活動へとつながっていきます。私が医学部を卒業した一九六五年に、九〇歳の天寿を全うし、ランバレネの地で永遠の眠りについています。

シュバイツァーは、自伝を含む多くの著作を残していますが、人生における決定的に重要な二つの決意、つまり、三〇歳からは自分のためではなく、世のため人のために生きようとする決意と、医師になってランバレネに行くという決意をする場面は、実に淡々と記載されています。気持ちの盛り上がりではなく、むしろ記述の「淡々さ」が、強烈な印象として、いまも私の心の底に残っています。

心から求め続けていたので、長年求めてきたものが、「これだ!」と瞬時に判断できたのだろうと思います。「感動」を心の奥深くで体験していたからこそ、決断したときのことは抑制した淡々とした表現の語りとなり、実際に行動する際の生涯持続する情熱となって、前人未到の難事業が成し遂げられたのではないでしょうか。禅海和尚についても、同じような印象を持ちます。

「迷い」が解けた瞬間

右に記したような偉大な決意の例は、むしろ例外に近いかもしれませんので、もう少し身近な例として、若き日の私自身の体験を二つ取り上げてみたいと思います。悩み多き高校生時代に、理屈ではなく、「感動」が人を動かしたエピソードです。

一つ目は、高校二年生の秋の運動会での思い出です。岡山県内随一の進学校である県立高校の、しかも男子だけの進学クラスに身を置きながらも、受験勉強三昧の高校生活という日々がどうしても納得できなくて、「なぜこんなに勉強しなければならないのか」という疑問が頭から離れなかった頃のことです。そのような悶々とした日々を過ごしていたとき、平素の高校生活とは全く異質の一日となった運動会があったのです。一学年上の三年生のやはり男子だけの進学クラスの全員が、マラソン競技に参加して、しかも全員が整然と隊列を組んで、最後の最後にグラウンドに帰ってきたのです。掛け声を全員がかけながら、トラックを一周して、最下位でゴールインしたのです。その光景を眺めながら、理屈ではなく、ただ感動していました。感動した理由はあとで何とでも説明できるのですが、「感動した」という事実そのものが重要でした。

苦しい受験勉強は、人の何かを鍛えて、他の人に「感動を与える」だけの何かを産むのではないか、とそのときに初めて感じたのだと思います。無味乾燥の受験勉強といえども、自分に負けることなく、苦しい努力を重ねることに意義があるのではないか、と初めて気づいた体験でした。受験勉強三昧の生活にまつわりついていた「迷い」が解けた瞬間だったのです。

二つ目は、人生の進路を決める大学選びについての思い出です。高校三年生の終り頃で、すでに寒い季節が訪れていました。子供の頃からの国立大学の医学部志望は変わりませんでしたが、東京に出て学んでみたいという多くの若者と同じような夢を、私も抱いていました。優れた進学校でしたので、進路指導もそれまでに蓄積されたデータに基づいてきめ細かくなされていました。私は京都の大学を受験することを勧められていました。浪人してでも東京の大学に進学すべきかどうか、と悩んでいた時期でしたが、たまたま眺めていた地元新聞に、石井十次を紹介した記事が出ていたのです。石井十次（一八六五〜一九一四）は明治時代の慈善事業家で、「児童福祉の父」といわれた岡山孤児院を創設した人物です。岡山で医師を目指して岡山医学校（現在の岡山大学医学部）の医学生として研修中に、ある孤児を引き取ったことを契機にして、キリスト教信仰に根ざした岡山孤児院を創設し、医師として働くことを断念して、生涯を孤児救済に捧げた方です。この記事を読んだときも、ただ感動していました。地元の岡山大学医学部を受験することに、心が決まった瞬間でした。

人は「理屈」だけではなかなか動けなくても、強く求める心があるときに「感動」が生まれる体験をすると、ごく自然に次の一歩が踏み出せるもののようです。

第4章

生きるヒント：持ち味を生かす

持ち味を生かす！
長所を最大限に生かし、短所を最小限に抑える

副作用のない薬はない！

個性は、求められる場の特性に応じて機能する

「副作用のない薬はない！」、そこで「副作用が出にくいような薬の使い方をすることが重要」なのです。これは、私が専門にしている臨床薬理学という学問領域では、常識となっていることです。つまり、薬物は化学物質ですが、その薬物自体の良し悪しもありますが、上手な使い方がとても重要であり、ハードな「薬物」とソフトな「使い方」がセットになって初めて「合理的薬物治療」（有効性を最大限に高め、有害性を最小限に抑えるような科学的な薬物治療）が実現できるのです。そのためには、薬物の化学物質としての特性を熟知した上で、個々の患者の特性に応じて「個別化」して薬物を使うことがポイントになり

ます。つまり、治療のためには診断という「類型化」のプロセスが必須なのですが、「個別化」による「最適化」が治療では重要な頭の働かせどころなのです。

臨床薬理学の教科書では、薬物治療中に見られる薬物に起因した好ましくない反応を「薬物有害反応 Adverse drug reaction, ADR」と称しています。その中には次の三種類があります。（1）使用目的とした主作用以外の副作用（Side effect）が出た場合、（2）主作用が強く出すぎた場合（つまり、過剰投与 Over dose になった場合）、および（3）アレルギー反応です。このように分類して考えると、薬物有害反応の予防対策が見えやすくなります。

なお、わが国の一般市民の間では、薬物有害反応の全体のことを副作用といっており、法律でも同じ扱いをしています。たとえば「副作用報告制度」「副作用救済制度」でいう副作用は、薬物有害反応のことです。つまり、学問的な分類・用語と一般市民が頻繁に目にする用語の間には、整合性が取れていないのです。

さて、ここで注目したいのは、「副作用」という言葉は、「主作用」という言葉と対になっているという点です。腹痛の鎮痛を目的として、消化管の攣縮を和らげるために副交感神経遮断薬を使いますが、副交感神経の作用が抑えられると消化管の平滑筋の収縮を抑えるだけでなく、消化管内への消化液の分泌も同時に抑えられます。したがって、副作用として口渇が生じます。また、感冒の随伴症状を抑えるために総合感冒薬に入っている抗ヒスタミン薬は、ヒスタミンが中枢神経系では覚醒に関与しているため、中枢に入って働く抗ヒスタミン作用は眠気という副作用になります。そこで、血液脳関門を通過せず、したがって脳内に入りにくい新しいタイプの抗ヒスタミン薬では眠気が抑えられるわけです。眠気は抗ヒスタミン薬の頻度の高い副作用ですが、眠気を利用して睡眠薬の目的でこれを使うと、眠気は主作用になります。つまり、「主作用」とか「副作用」とかいう薬物の作用の分類は、私たちがその薬物をどのような目的で使うかによって決まってくることであって、薬物が本来持っている作用として「副作用」があるわけではありません。

同じようなことは、人間の社会生活の場面でも起きています。人間の個性は求められる場の特性に応じて、長所として働いたり、短所として働いたりします。そこで、人材をその能力と個性に応じて適材適所に配置することによって、チーム全体としての能力が向上することが起こり得るのです。また、長所を徹底して伸ばすと、短所が目立たなくなってくるということもあります。

改革の末に顕在化する「不都合（副作用）」

何かを改革して、しばらくすると当初は思いもかけなかった不都合（つまり、副作用）が生じてしまうということは、しばしば起こります。医療の世界でいえば、医師の卒後臨床研修制度の改革もその一つでした。医学部卒業後、医師国家試験を受けるまでの一年間、臨床各科をローテーションしてオールラウンドの臨床能力を身につけることを目的として、戦後米国から導入したインターン制度が、身分保障がなく、低医療費政策に利用されているという主張に基づく強い反対運動の結果、一九六〇年代の半ばに廃止になりました。そのため、幅広い臨床能力を身につける機会が乏しいまま専門医になっていく傾向が強まったため、その改善を主目的にして新しい臨床研修制度が二〇〇四年四月一日にスタートしました。

プライマリ・ケアを中心とした幅広い診療能力の習得を目的として、二年間の臨床研修を義務化するとともに、適正な給与の支給を行い、また、研修中のアルバイトの禁止などが定められました。さらに、米国流のマッチング制度の導入によって、研修先を自由に選べるようになった結果、研修医は都市部へ集中し、地方の医師数は決定的に不足する事態が生じました。さらに、研修医のアルバイトが禁じられたことで、夜間および休日の当直業務を行う医師の確保が非常に困難になりました。いままでの大学医局人事が崩壊するとともに、労働力としての研修医を多く抱えることのできなくなった大学病院が、人手確保のため関連病院へ派遣していた医師の引き上げを始めたため、人口過疎地では医療そのものが成り立たなくなるなどの問題（つまり、副作用）も出てきました。また、大学医学部の基礎研究を担う医師研究者の数はもともと減少傾向にあったのですが、新しい卒後臨床研修制度になってからさらに加速しており、医学研究を支える場の地盤沈下が危惧されています。このための改善策も種々議論されていますが、まだ根本的な解決にはなっていません。

改革はどの領域でも行われますが、改革を推進する際には、改革することによる利点（つまり、それまでの問題点が解決できるという主作用）が過度に強調されます。しかし、改革を行った後にいろいろな不都合（副作用）が顕在化してくることがしばしばです。インターン制度の廃止や研修医制度改革の例に見るまでもなく、私たちは、過去の歴史から学ぶ必要があります。過去の歴史を、現代の私たちにとっての意味を考えながら見ることによって、現代に生きる歴史にする必要があるように思います。

自分自身の特徴を知って、自分自身の「持ち味」を生かせる職業を選び、また生かせる場を自ら作っていくことにより、自分の社会への貢献度が高まり、充実した人生を歩むことができやすくなります。また、見方を少し変えるだけで、いかに不利に見えるような状況であっても、その状況にして初めて学べること、味わえることがあることがわかります。つまり、本人の心構え次第で、自分の個性を生かしながら、味わいのある、その人らしい生き方、有意義な人生を歩めることにつながっていくことになるのではないのでしょうか。

及ばざるは、過ぎたるに勝れり！
腹八分に医者いらず、腹六分に病知らず！

バランスが取れる中央点を見つけ出す難しさ

「過ぎたるは、なお及ばざるが如し！」という孔子の有名な言葉があります。何をするにしても、「ほど良い程度」というのは難しいものです。だからこそ、「中庸が君子の道」であると昔からいわれてきたのでしょう。バランスが取れる中央点を見つけ出すことの難しさです。母親が子供を養育する際にも、「ほど良い母親（good enough mother）」であることが、子供の健全な成長にとって、とても重要だといわれています。

さてそれでは、「過ぎたる」と「及ばざる」はどちらのほうが良いのでしょうか。自分にとっても、周りの人たちにとっても、どちらが良いのかという問題です。

徳川家康の遺訓とされている言葉の中に、「及ばざるは、過ぎたるに勝れり！」というのがあります。若い頃、この言葉に初めて出会ったときの感動は、いまも思い出すことができます。この言葉を巡って、いろいろと思うところを語ってみたいと思います。

この家康の遺訓の言葉の前には、次のような名文句が並んでいます。

人の一生は、重荷を負うて遠き道を行くが如し、急ぐべからず
不自由を常と思えば不足なし、心に望み起らば、困窮したるときを思い出すべし
堪忍は無事長久の基、怒りは敵と思え
勝つことばかり知りて、負けることを知らざれば、害その身に至る
己を責めて人を責めるな

この後に続いて「及ばざるは、過ぎたるに勝れり」が出てきます。確かに、人に話をする際に、「言い過ぎ」た場合には取り返しがつかないことになってしまいますが、「言い足りなかった」場合には後で補足説明を加えれば事足ります。また、ときには、言い足りなかったために、かえって聞いている人の想像を掻き立てることになって、話に余韻を残す

こともあるのです。このことに気づいてから、人前で講演する際に感じていた緊張感から解放されたような気がします。とても楽になったように思います。

「真面目も休み休みに……」

実は「及ばざるは、過ぎたるに勝れり！」は、人前で講演をするといった話をする場合だけでなく、いろいろな日常の生活場面でも当てはまるのです。たとえそれがどんなに良いことであっても、過度になってしまうよりは、むしろ控え目のほうが良いのです。

とても真面目な性格の人が、仕事を抱えすぎたり、仕事にのめり込み過ぎたりして、休息が取り難くなった際に、健康を害してしまうことを、しばしばストレス病の診療の場では見かけます。人間の心身の能力がいかに優れていたとしても、必ず限界があるのですから、のめり込むほど熱中する時間帯を持つのであれば、必ずそれから解放される時間帯を同時に程良く作り、自分の中でバランスを取ることが健康の維持には欠かせません。

「冗談は休み休み言え！」という言葉があります。冗談は人をリラックスさせて、楽しくする効果がありますが、のべつまくなしに冗談を言っていたのでは、冗談のポジティブな効果が薄れるのです。

反対に、何事かに真面目に取り組む場合には、「真面目も休み休みにする！」必要があるのです。

身体の健康を維持する際にも、「及ばざるは、過ぎたるに勝れり！」という言葉は生きています。食べ過ぎ、飲み過ぎは、健康を害します。古くから「腹八分に医者いらず！」という言葉がありますが、多くの経験の蓄積による生活の知恵がここにあるように思います。さらに、「腹六分に病知らず！」という、遥かにその上を行く言葉があります。江戸時代の本草学者（ほんぞうがくしゃ：中国で発達した医薬に関する学者）で儒学者でもあった貝原益軒（一六三〇～一七一四）の養生訓にも、上記とよく似た健康法の考えが出てきます。

「腹六分に病知らず！」についてですが、ラットやマウスを対象にした動物実験の結果でも、自由摂食条件で飼育した場合よりも、六分くらいに食事量を減らしたほうが長生きをすることが実証されています。また、野生の動物には肥満はないといわれます。虫歯もないそうです。動物園で人間に飼育されるようになると、人間と同じような生活習慣病の病態が生まれてくるのです。

「初恋」が心の中で生き続ける理由

身体面だけでなく、心の面でも、「及ばざるは、過ぎたるに勝れり！」は生きているように思います。青春時代の「初恋」が、未完成のままで、淡い、美しい、懐かしい、しかし同時に胸の痛むような「思い出」として、いくつ歳を重ねても、たまに夢にまで出てくるほど心の中で生き続けることがあるのも、同根の現象なのかもしれません。

シューベルトの未完成交響曲の甘い調べが、未完成のままでも完成品であるかのように、多くの人に愛されてきたのにも通ずるものがあるのかもしれません。

自然を破壊しつつ、より豊かな生活を追求して、飽食の時代を迎えています。「生活習慣病」が増え続けています。「腹八分に医者いらず」「腹六分に病知らず」という言葉は、現代に生きる私たちにとって、こころに置いておくべき生活の指針になります。

何事にも効率を限りなく追求する時代になり、「ストレス病」も増え続けています。頭だけでわかったつもりになるのではなく、感性を生かして、自分の身体で感じながら全身を使って身につけていくこと、自分の足で自分自身の歩幅で歩いていくことが、ことのほか重要になっている気がします。

「及ばざるは、過ぎたるに勝れり！」をこころに置いて、いろいろな面で「バランス」を大切にして生きていきたいものです。

人生の旅路において、揺らがない「心の縦軸」はより良く生きていくために決定的に重要である！

思春期に出会った内村鑑三の思想と西郷隆盛の「敬天愛人」という言葉

「天知る、地知る、我知る！」という言葉

人生の旅路を長く歩いてきて、初めて見えてくるようになるものがあります。生きていく上でこの「心の縦軸」がとても重要になるということも、その一つだと思います。

私が子供の頃、世の親たちは「お天道様が見ている！」とよく言っていたものです。自分の子供が真っすぐに生きていく人間に育ってほしい、という祈りにも似た気持ちから生まれた「子供の躾（しつけ）」だったのだろうと思います。心からわが子を思う愛情から生まれた言葉です。まさに、わが子を思う深い親心です。

「魂を売る仕事はしたくない！」という気持ちが、大人になってからの自分の生き方の

根底に存在していることをときとして感じることがあるのも、子供の頃に何度も耳にした「お天道様」が心の中で生きていたのだろうと思います。

私の心の中の「お天道様」は、あの世にすでに旅立っている生母と育ての祖母の心につながっているイメージがあります。母性的なイメージなのです。なぜか、父親や祖父といった父性的な感じではありません。父性原理が比較的強い西欧文化とは異なって、母性原理のほうが強い日本文化のためなのかもしれません。

「天知る、地知る、我知る！」という言葉があります。昔、中国で、「誰も見ていないから受け取ってくれ！」とわいろを持ってきた人に対して、「いや、それは受け取れません。誰も見ていないかもしれませんが、天は知っています。自分がいま立っているこの地も知っています。その上、私自身も知っています」と言って断ったという話から生まれた言葉です。

ここには、天から自分につながり、さらには地中にまでつながっている「心の縦軸」を感じ取ることができます。重力に逆らって、自分自身がすっくと立っており、上は宇宙の果てまで、下は地球の中心までつながる縦軸の中に存在しているイメージです。何があっても揺らぐことのない「心の縦軸」がしっかりと存在している感じがします。

人生という旅路の中での出会い

人生は、この世におけることにたとえることができます。人は旅を続ける「旅人」です。人生という旅路を歩みながら、他の旅人との「出会い」が生まれます。他の旅人とは、実際に出会うこともあるでしょう。書物で出会うこともあります。出会いのしかたは異なっていても、「出会い」によりいろいろなことを学び、旅人は成長していきます。

私がこのような「心の縦軸」について、はっきりと意識するようになったのは、十代の終わり頃に、内村鑑三（一八六一～一九三〇）に出会った体験からであったように思います。内村鑑三の著書『余は如何にして基督信徒となりし乎』『基督信徒のなぐさめ』『後世への最大遺物』『代表的日本人』などは、感受性豊かだった思春期の心に響きました。

「天」「天命」「使命」「無私の心」「祈り」「土器に宝をもる！」などといった「心の縦軸」につながるキーワードは、内村鑑三から強く影響を受けているように思います。自分が「無私の心」になるように努めた末に感じ取れた「天の意志」については、これをこの世に実現するために、たとえ周りからすぐに理解や協力が得られなくても、あるいは極端な場合には、周りのすべてを敵に回すことがあったとしても、これを貫かなければならないことがある、ということを教えられました。

人生において、進路を決定するような重要な決断をするときには、それまでに徹底的に考え抜いた上で選択することが重要です。何かを選び取るということは、別の何かを捨てることでもあります。このようにして、熟慮の末に決断したならば、たとえすぐには周囲から理解が得られなくても、いずれは時間が経てばわかってもらえるかもしれないとの希望を捨てずに、ブレルことなく、継続して行動することが大切です。私の人生を振り返ってみると、このような「心の縦軸」を意識していたがために救われたように思えることは、いくつもあるように思うのです。

心の基本軸としての「Integrity」と「Communication」

幕末から明治維新にかけて活躍した薩摩藩士 西郷隆盛（一八二八〜一八七七）が好んで書にしたという言葉に、「敬天愛人」があります。「敬天」は文字通り、「天」を敬うということで、「心の縦軸」のことです。

「心の縦軸」が主として個人として完結する軸であるのに対して、もう一方の「愛人」のほうは、他人の存在があって初めて完結する横軸のイメージです。集団や環境を想定して初めて成り立ちます。その意味では、「心の横軸」といってもよいかと思います。

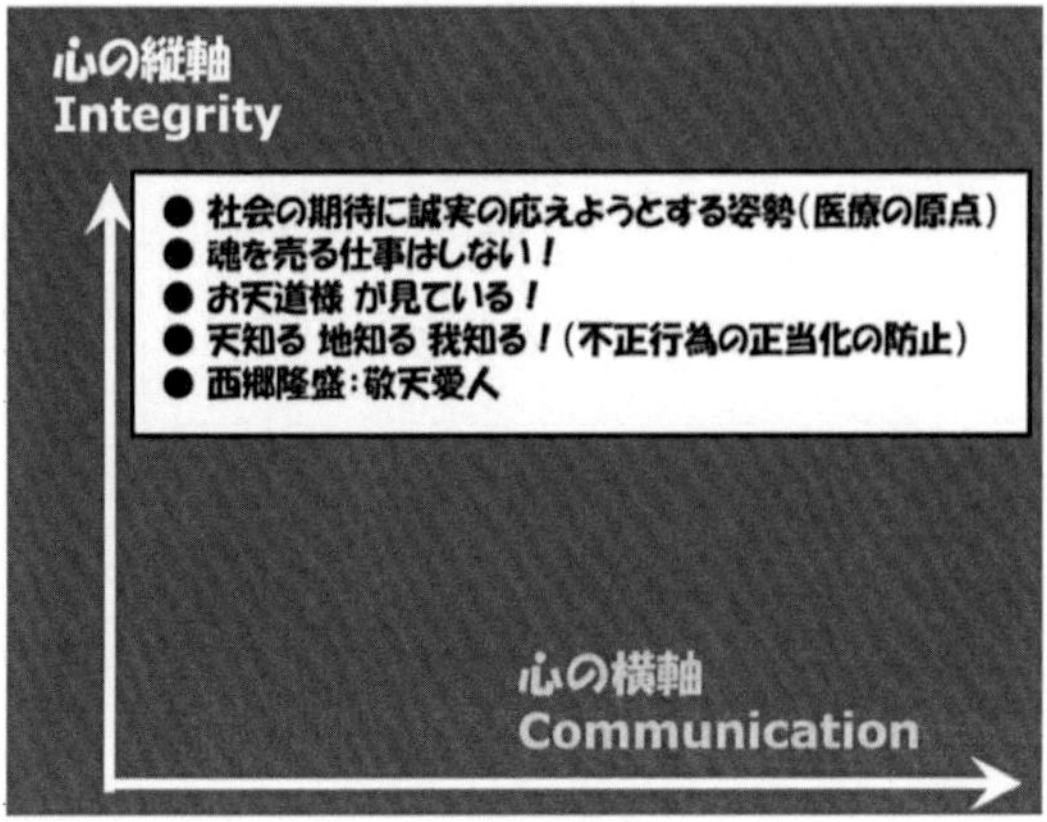

●心の縦軸

Communication（コミュニケーション）がキーワードとなる「心の横軸」です。

「心の横軸」をコミュニケーションがキーワードになる軸であると考えると、「心の縦軸」はIntegrityをキーワードとする軸と理解することができます（図）。Integrityという言葉は、最近、Research Integrityという表現を通して創薬育薬医療の領域に入ってきましたが、一般に馴染みがなくイメージがつかみにくいのではないでしょうか。私は、Integrityを「社会の期待に誠実に応えようとする姿勢」と理解するのが良いように思っています。

Integrityをキーワードとする「心の縦軸」と、Communicationをキーワードとする「心の横軸」は、両方とも、創薬育薬医療の世界で生きていくときだけでなく、人としてこの世をより良く生きていく際に、とても重要な心の基本軸なのではないでしょうか。

すべては「いま、ここ」での「一歩」から！

自然の中で生きる高崎山のニホンザルに学ぶこと

αオス（ボスザル）の集団で果たす役割

私の住む大分市の外れ、別府市との境に高崎山自然動物園があります。ニホンザルが生息していることで有名な自然公園です。高崎山には古くから野生のサルが住んでおり、終戦直後にはその数が増えて、近くの農作物への被害が深刻となりました。そこで、当時の大分市長が逆に餌付けをして観光資源として利用しようとしたのが始まりです。

餌付けが軌道に乗った一九五三（昭和二八）年に正式に開園し、高崎山は阿蘇国立公園（現在の「阿蘇くじゅう国立公園」）に指定され、高崎山のサルとサル生息地が国の天然記念物に指定されました。この高崎山は、宮崎県の幸島と並んで「日本のサル学発祥の地」

ともいわれ、「ボスザル」という呼称を日本で最初に使った場所としても知られています。群れの中で順位の最上位の個体を指す呼称は、いまでは「ボスザル」から、「ボス」という言葉がよくないということで、「αオス」に改められています。ここに、現在は全部で一六〇〇頭ほどのサルがいるのですが、αオスに率いられた三つの群（A、B、C）に分かれていたものが、現在ではB群とC群の二つの群になっています。

サルに餌付けを行う「サル寄せ場」では、観光客は動物園で見るような檻を隔てずに、自然のニホンザルの生態を見ることができます。私のところに各地から訪ねて来られるお客さんの好みは、何といっても大分名物の「ふぐ料理」が圧倒的なのですが、中には高崎山のサルが観たいという方もおられて、ときにご案内することがあります。そのつど、何らかの新しい発見があり、まさに野生のサルに学ぶことが多いのです。前触れが長くなりましたが、このことについて少し触れてみたいと思います。

実はこの高崎山で、二〇一一年二月一一日にベンツという名前のサルの「αオス（ボスザル）就任式」が行われたのです。このことが地元新聞で紹介されました。就任式といっても、周りの人が勝手にしていることで、すでにベンツはC群のαオスの役割（つまり、集団としてのC群のまとめ役として、群内での喧嘩の仲裁や他群の攻撃から自群を守る等の役割）を実質的には果たすようになっていたのです。C群の最下位から二位まで上がっていたベンツですが、年下のαオスが衰えていなくなり、自動的に自らがαオスになったということなのです。

ニホンザルの世界は、ただ力が強い、喧嘩が強い、ということだけで順位が決まるのではないようで、進化論的に見てサルと人が共通の祖先から分かれたと考えるとき、集団の安定的な維持に年功序列的システムが大いに役立っていることがうかがえます。

ベンツというサルは、私が大分に赴任（平成元年：一九八九年）して間もなくの頃、地元新聞だけでなく全国ニュースにもなったことがあり、記憶に残っていました。当時、ベンツはB群のボスザル（当時の呼称）でした。高崎山では九歳という最年少でのボス就任記録を作っていたのですが、C群に気に入った雌ザルができて、ときどきC群に通うようになりました。そのうちに一週間C群に入り浸るようになり、B群で順位の変動が起きて、B群には戻れなくなり、C群に移って最下位からのスタートになったとのニュースでした。

その後、ベンツのことは全く地元でも話題になりませんでしたが、約二〇年間の歳月を経て、再び新聞紙面を賑わしたわけです。高崎山始まって以来最年長（三二歳：人間でいうとほぼ一〇〇歳に相当）でのαオス就任だったからです。

「一日の苦労は一日にて足れり」

このお話を、あるワークショップの席で、私が恒例として行っている小話のイントロで紹介したところ、参加者の中から〝ベンツを観たい〟という方が現れたため、翌朝、さっそく出かけていきました。ベンツは年老いたとはいえ、最上位のαオスにふさわしい風格が備わっているように見えました。仲間内の喧嘩の仲裁を行う際の動きは、機敏で、高齢という歳を感じさせませんでした。

そこで新しく気づいたことは、ベンツがB群の最上位からC群の最下位になり、その後二〇年もかかってC群の最上位に上り詰めた、といった話は、人間の視点から見た「人間の語る物語」であり、サルの世界でベンツは自らの気分のおもむくままに振る舞っていただけで、ベンツに自然に備わった風格と振る舞いがC群の中で順位を上げたのではないか、ということでした。そもそも、「人間の語る物語」の中では、同じ群の中で最上位から、二位、三位……と順位が付いていますが、サルにとっては、自分の目の前にいるサルが、自分より上位か下位はわかっている（間に餌を与えると、餌とサルとの物理的な距離には関係なく、必ず上位のサルが餌を摂るので簡単に判別できる）だけのようです。

そこで、サルから学ぶこと、あるいは自然界の生物の生態から学ぶことはいろいろとあるように思います。ベンツはかつてB群の最上位からC群の最下位に移ったことを、「人間の語る物語」に出てくるような「後悔」もなければ、C群に移ってその中で最下位になっても、特別に先行きの「不安」もなかったのではないか、ということです。人間は大脳皮質が極端に発達した動物です。そこで過ぎ去ったことを「反省」できるのですが、「反省」はしばしば「後悔」になりやすく、未来に備えて「準備」できるのですが、そのためにしばしば「不安」を惹起するようです。

サルのように「いま、ここ」(「ヒア、ナウ」)で生きる、ということは、「一日の苦労は一日にて足れり」(マタイ伝)という聖書の言葉にもあるように、古くからの人類の生活の知恵です。

私の専門とする心身症(ストレス病)の世界でいえば、「うつ状態」は「いま、ここ」で、になりきれずに過ぎ去った過去を引きずっている状態であり、「不安状態」は逆に未来への思いにとらわれている状態、と考えることもできます。人間の大脳皮質が独走しすぎて、情動脳や身体が悲鳴を上げている状態、と捉えることもできます。

詩人・翻訳家でありタオイストでもある加島祥造氏が、中国の古典となる老子の言葉と思想を、現代語自由詩の形で紹介しているように、「ヒア、ナウ」を大切に生きることにより、癒しが生まれ、人間に本来備わっている「生命のエネルギー」が自然に発動するのではないでしょうか。自然治癒力を高めることにもつながってくるように思います。

すべては、「いま、ここ」での『一歩』からしか始まらないのですから……。

（本稿初出：二〇一一年四月）

「想い」を身近な具体的なものに託して表現する！
『いのちのバトン』という先輩からのバトンを引き継ぐということ

身近なたとえでわかること

宇宙が誕生して一六〇億年。地球が誕生して四六億年。その地球上に生命が誕生して三六億年になるといわれています。しかし、何億年という大きな数値であるにもかかわらず、諸説あって完全には一致してはいません。一億年でも気が遠くなるような数字ですが、こんなに大きな数値になってしまうと、たとえその差が何億年という値であったとしても、私たちは誤差の範囲内のこととして感じ取り、あっさりと受け入れてしまうもののようです。あまりにも大きすぎて、実感が湧いてこないのだと思います。

その後、生命は進化の歴史をたどり、二〇万年前に現在のヒトの先祖であるホモ・サピエンスが現れます。現在私たちの有している「限りある命」は、最初に地球上に誕生した小さな生命の灯をずっと引き継いできて、進化しながら現在に至っています。あたかも『いのちのバトン』を引き継ぎ、そしてこれからも、未来に向かって引き継いでいくというイメージです。

地球が誕生してからの四六億年を一年間に置き換えてみると、この話は急にわかりやすくなります。生命が誕生した三六億年前は三月二〇日頃になります。サルから分かれて猿人が現れたのは、一二月三一日の一五時頃になります。現在の私たちの先祖であるホモ・サピエンスが現れてくるのは、一二月三一日の二三時半を回った頃になり、毎年恒例のNHK紅白歌合戦も終わり、そろそろ除夜の鐘があちらこちらで聞かれるようになる頃です。

このようにして身近なたとえを使ってみると話が急にわかりやすくなるのは、一年間という私たちの毎年体験している感覚の中で理解できるようになるからです。

冊子制作の経緯

さて、本稿のタイトルに入れた『いのちのバトン』は、長年にわたって私の主たる職場となっていた大分大学医学部を、二度目の退職をした際にまとめた冊子（**写真**）のタイト

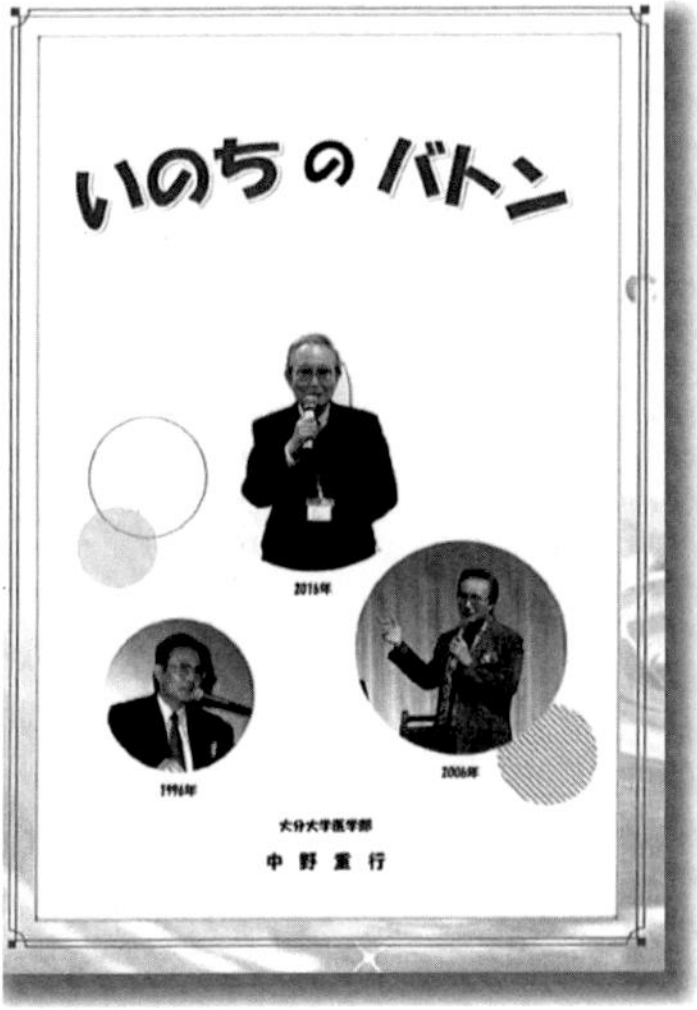

ルに付けた名称です。『いのちのバトン』という言葉は、自然に頭に浮かんできて、そのときの想いを身近な具体的なバトンに託して、素直に表したものです。一度浮かんでしまうと、これしかないと思いました。

「いのち」は漢字の「命」ではなく、平仮名の「いのち」でないと、ピッタリときません。「いのち」は「命」よりも、広がりと深まりがあるように感じるのです。

あまりにも私事になってしまい恐縮ですが、冊子を作ったのは、大学での生活を終了するにあたって、これまでの学究生活五〇年間をまとめた記録が必要だと考えたからです。医学部の教授が退職する際に、同門の後輩たちが編纂して出来上がることが多い、いわゆる「業績集」ではなく、自分自身で自らの仕事のまとめをしたものです。四〇〇頁の厚さになるこの冊子をまとめる作業は、相当なエネルギーのいる仕事でしたが、いままでに蓄積されてきた思い出を整理し、振り返る良い機会になりました。そして、縁あって仲間となり一緒に過ごした多くの方々に心からの感謝の念を抱いています。

次の世代の方々に引き継ぎたいもの

私は正式には二〇〇六年に定年退職を迎えており、その際に大分大学医学部附属病院の病院長退職記念として、いくつかの祝賀の行事が行われました。しかし縁あって、大分大学に寄附講座が開設されることになり、五年間の寄附講座「創薬育薬医学講座」を担当し、さらに引き続いて五年間の寄附講座「創薬育薬医療コミュニケーション講座」を担当させていただきました。したがって、定年退職後に名誉教授の肩書をいただいてから、さらにプラス一〇年間の大学での学究生活を過ごさせていただいたことになります。

『いのちのバトン』は三部構成です。第一部（読み物：OPINION）と第二部（読み物：RESEARCH）は、自分の業績リストの中から比較的読みやすい読み物として一二篇を選びました。第三部は業績リストです。

二〇〇六年の正式な定年退職記念行事の記録は、『夢は夢ならず！ Dreams come true. 旅はまだ終わらない！』と題して、『退職記念講演会』『退職記念祝賀会』『仲間たちとのトークコンサート』の三冊にしてすでに作成してありましたので、これに『いのちのバトン』

が加わったことにより、完成をみたわけです。正直、社会的義務を果たし、肩の荷が下りた感じがして、ホッとしています。

『いのちのバトン』が出来上がって手元に届いた後、同じタイトルのものはこの世にいくつもあるのではないかと思い、ネットで検索してみました。想像した通りいくつも存在しており、人の考えることは似るものだと思いました。

『いのちのバトン　Ｂｙ　新井満：希望の木テーマ曲』、『いのちのバトン』（志村季世恵著）、私が敬愛して止まない日野原重明先生の著になる『いのちのバトン：97歳のぼくから君たちへ』、相田みつお作『自分の番（いのちのバトン）』という小学校・中学校の教科書にも採用されている詩もありました。

つまり、私は図らずも、先人たちの想いの結晶である『いのちのバトン』という名のバトンを引き継いでいたことになります。

そして私の想いの詰まった『いのちのバトン』を、今度は次の世代の方々にも引き継いでいってもらいたいと、心から希望しています。

第5章

日本人のこころ

日本人の心の底にある「信仰心」とは？

なぜ日本人は、クリスマスを祝い、除夜の鐘を聴き、新年の初詣をすることが、共存してごく自然にできるのだろうか？

キリスト教信者の名が冠された仏教のお寺

熊本県玉名市に、「生命山シュヴァイツアー寺」という一風変わった名前のお寺があります。アフリカでキリスト教の布教と医療活動に一生を捧げ、オルガン奏者でもあったノーベル平和賞受賞者のアルベルト・シュヴァイツアー（一八七五〜一九六五）の名前を冠した仏教のお寺です。

もう相当前の話になりますが、このお寺を開山した僧侶 古川泰龍氏（一九二〇〜二〇〇〇）に、福岡市内の洋風ホテルのロビーで初めてお会いしたときの強烈な印象は、いまも脳裏に焼き付いています。すでに七〇歳を回っておられましたが、長い白色になった豊富なあごひげを蓄え、わらじを履いて、僧侶の服装のまま歩いてきて、私の前に現れたのです。俗世間を超越した聖人の風情がありました。私は、赴任して間もない頃の大分の地で、ある学会をお世話して開催することになった際に、学会関連行事として「生と死を考える」と題する市民公開の講演会を企画して、演者の一人としてお呼びしたのです。その打ち合わせのために、私からお願いして実現した面会でした。

古川泰龍氏は、真言宗の僧侶の子として、佐賀でこの世に生を受けた方です。若い頃から福岡刑務所で死刑囚の教戒師を務めていました。死刑囚の心と、正面から向き合ってこられたのです。その教戒師としての仕事をしている中で、冤罪と思われる死刑囚に出会います。現場にも赴いて検証を進めた結果、冤罪だと判断し、彼らの無実を訴えるため助命運動を本格化させます。その効があって仮釈放となった元死刑囚の身元引受人にもなっています。その後テレビでドラマ化されたような、連続強盗殺人指名手配犯との出会いの逸話もある方ですが、私には想像もつかないような別世界で繰り広げられているお話は、興味しんしんで、尽きることがない感じでした。

本項のテーマを執筆するにあたって、古川泰龍氏との思い出の一コマが、私の古い記憶の中からふと蘇ってきました。仏教のお寺になぜ熱心なキリスト教信者のシュヴァイツアーの名前を付けたのか、という私の素朴な疑問。その疑問に対する古川泰龍氏の語りを思い出したのです。

仏教徒でありながら、ある人を介してシュヴァイツアーの遺髪を受け取ったということもあるでしょう。密林の聖者といわれたシュヴァイツアーに対する尊敬の念もあるでしょう。しかし、欧米の宗教は、キリスト教をはじめとして「一神教」です。いくらなんでも、仏教のお寺の名前を、他宗教の欧米人の名前にするには、それなりの覚悟を決めるだけの想いがあったのではないかと思ったのです。

私の抱いた疑問に対して、古川泰龍氏は、実に淡々と語ってくれました。「この世の中に、太陽と月があるように、どちらか一つだけというのではなく、両方があるのが自然なのです。キリスト教を太陽にたとえるなら、仏教は月に相当します。私のお寺では、クリスチャンの宣教師もいますが、それだけでなく、イスラム教を説教する時間もあります。イスラム教徒の方もいます」というお話でした。

わが国民は、古来、八百万の神を祀る「神道」の世界で生きてきました。私たちの心の根底にしっかりと存在している「日本人の魂」、「やまと文化」、「先祖代々受け継がれてきた日本人の想い」を感じることのできる時間でした。安らぎを与えられるひとときでした。短時間の出会いでしたが、大きな、温かい包容力を感じる貴重な時が流れていました。

日本人の心の深層にある想い

結核菌やコレラ菌の発見者で、近代細菌学の開祖とされているロベルト・コッホ（一八四三〜一九一〇）の死を悼みて、コッホを師として敬愛していた北里柴三郎が作った「コッホ神社」があります。コッホも自分の死後、異国の地である日本に、自分の名前を冠した神社ができるとは、想像もしていなかっただけでなく、腰を抜かすほど驚いているかもしれません。

コッホを慕う北里柴三郎の強い想いの表れだと思います。その後、北里柴三郎を慕った弟子たちが、北里柴三郎とコッホを合祀して、「コッホ・北里神社」になったと聞いています。北里研究所・北里大学の守護神として崇敬報恩のしるしとなっており、北里大学の白金キャンパス敷地内（東京都港区）にあります。

南九州の深い峰々に囲まれた宮崎の高千穂で、毎年恒例の「夜神楽」が催される冬の季節がやってきました。この地には、天照大神がお隠れになった天岩戸と呼ばれる洞窟をご神体とする「天岩戸神社」があります。天照大神が隠れたときの岩戸を、天手力男神（あめのたちからおのみこと）が投げ飛ばしてできたとされる戸隠山が、長野県の（旧）戸隠村にあり、その近くに、岩戸を投げた天手力男神が奉られているそうです。このことは、天岩戸神社の立て看板にも書いてありますが、長野県（旧）戸隠村で生まれ育ったという知人からも教わったことがあります。なんとも壮大な、神代の世界のお話です。

その知人から教わったところによると、子供の頃、いつも大人たちに言われていたのは、どこにいても、何をしていても、戸隠山に恥ずかしいことはするな、戸隠山に顔向けすることができないことはするな、ということだったそうです。私たち日本人の心の深層にある、祖先の人々が大切にしてきた想いがここにあります。山、樹木、岩などの自然や自然現象に、八百万の神を見出すことのできる日本人の「信仰心」です。「宗教」ではありません。あくまでも日本人の心の奥にある「信仰心」です。

多くの日本人は、一二月のクリスマスシーズンにはクリスマスを祝い、大晦日にはお寺で撞かれる除夜の鐘を神妙な気持ちになって聴き、新年になると神社に初詣に行って厳かな気持ちになるのを、不節操だと言って笑う人もいます。しかし、私は、懐の深い日本文化の心情の表れと捉えています。

「人事を尽くして、天命を待つ！」、自分の使命（ミッション）を感じるときの「天職」、これらの言葉に出てくる「天」を、自然界の至るところに感じることのできる「感性」は、世界に誇ることのできる日本人の宝物だと思うのです。これこそが、私たち日本人の「品性」を育ててきた、源になっているのではないでしょうか。日本人が古くから育んできた「感性」を、これからも大切にしていきたいものです。

日本人のこころの奥深くにある「ふる里」の「夜神楽」を訪ねて

高千穂で晩秋から冬にかけて奉納される神話に根差した神事の話

一夜氏子として触れた文化

九州には「刈干切唄」と呼ばれる、山間の厳しい農業の労働の中で歌われてきた、情緒豊かな民謡があります。天孫降臨の聖地にして、皇祖発祥の地である、高千穂の民謡です。

この高千穂では「夜神楽」の日、日頃は集落の守り神として祀られている氏神様を、鎮守の森から「神楽宿」と呼ばれる民家や公民館などに招き、降臨していただいた神と人が出会い、共に舞い遊ぶのです。その年の収穫への感謝と新しい年の豊作祈願の願いが込められており、祈りの中で生まれた神事です。

私の現在住んでいる大分市内から、自分で車を運転して約三時間で行ける九州山地のほぼ真ん中あたりに、深い峰々に囲まれた宮崎県高千穂町があります。この高千穂町にある一九集落で行われる「夜神楽」は、三十三番の神楽を、夜を徹して舞い明かすという、全国的にも珍しいものです。国の重要無形民俗文化財に指定されています。神楽は、神道の神事において神に奉納するために奏される歌舞のことですが、日本各地には五千以上の神楽があるといわれています。

高千穂の「夜神楽」の起源を求めていくと、おそらく神代といわれる「天岩戸開き」の神話にたどり着くことでしょう。長い間この地で生活してきた里人の深い信仰の中から、「夜神楽」は成立したものと思われますが、現在の様式は平安時代に完成し、八〇〇年以上の歴史を持つといわれています。町では一年を通じて「高千穂神楽」と呼ばれるダイジェスト版であれば、「高千穂神社」の境内にある神楽殿で拝観することができます。

この地には、天照大神（あまてらすおおみかみ）がお隠れになった「天岩戸（あまのいわと）」と呼ばれる洞窟をご神体とする「天岩戸神社」や、八百万の神々が会議を開いたという「天安河原（あまのやすかわら）」もあります。

天照大神は、日本書紀や古事記にも記載されていて周知のごとく、日本神話に登場する女神ですが、皇室の祖神であり、日本国民の総氏神でもあります。弟の須佐之男命（すさのおのみこと）の目に余る乱暴な振る舞いに、ついに堪忍袋の緒が切れて、天岩戸に閉じこもってしまいました。太陽の化身でもある天照大神が天岩戸に隠れてしまったため、世界は闇に閉ざされてしまいます。そこで、八百万の神々が集まって相談をし、岩戸の前で天細女命（あめのうずめのみこと）が神懸かりして踊り舞います。この天細女命の舞いが、神楽の起源とされています。「夜神楽」では「二十五番 細女」の舞が、これにあたります。

天細女命の舞を神々がはやし立て、笑いにあふれた賑やかな大宴会の様相を呈します。騒がしい外の様子が気になった天照大神が、岩戸を少し開けて外を見ようとします。その機会を待っていた力持ちの神、手力雄神（たじからおのかみ）が岩戸を開けて、天照大神を外へ引っ張り出し、この世は再び光を取り戻しました、という神話のお話です。「夜神楽」では「二十六番 戸取」の舞が、これにあたります。これらの舞は、「夜神楽」三十三番の終盤にある一連のクライマックスの神楽です。一夜が明けて、朝八時頃から一〇時過ぎまでの時間帯になります。

私も、人生のパートナーと一緒に一二月の初旬に訪れて、地元の人たちと一緒にこの「夜神楽」を、一夜氏子として楽しんだのです。私たちは、宿の主人のアドバイスをもらって、夕方から始まる夜神楽の前半を観て、中間の夜中は宿で休息を取り、また早朝から朝食抜きでクライマックスの時間帯に参加させていただきました。

「夜神楽」のフィナーレ「三十三番 雲下し」の舞いには、一夜氏子の中から男性有志にはお誘いがあり、即席でステップを習い、舞いの輪の中に加えていただきました。雲(天蓋)を固定していた注連縄を解き、紙吹雪が舞い散る中、雲が静かに下ろされ、めでたく願い成就され、夜を徹して行われた「夜神楽」は幕を下ろしたのです。誠に貴重な体験でした。

日本人の心にある「集合的無意識」

長々と高千穂の「夜神楽」について記してきましたが、神話の世界に根差したこのような文化が、日本人の中に脈々と生き続けていることの意味を考えてみたかったからです。神話の内容については、いまさらその真偽のほどを知る由もありませんが、神話から生まれた「夜神楽」を神に奉納する舞いとして、現在まで引き継いできた人々がいるという事実と、人々の心に宿っているエネルギーに注目してみたいのです。

収穫の感謝と豊作祈願の願いを込めて神と一緒に遊ぶ、というところに日本人の心、日本文化の本質を感じるのです。エデンの園での約束を破ったアダムとイブに対して、神が罰として、男には労働を、女には陣痛を与えた、というキリスト教の労働観との対照的な違いを感じるのです（英語では、労働にも、陣痛にもlaborという同じ語が使われています）。

日本人の心の深層にある神道は、山や樹木などの自然や自然現象、神話に残っている祖霊たる神、死者などを敬い、それらに八百万の神を見出す多神教です。神道では、自然と神とは一体として認識されています。神と人とを取り結ぶ具体的な作法が、祭祀になっており、その祭祀を行う場所が聖域とされている神社です。多くの日本人が、新年になると初詣に行くのも、神社で厳かな気分になるのも、日本文化そのものです。

庭園の作り方にも、日本人の心が表れているように思います。日本庭園は、自然を生かすように徹底的に手を加えます。自然の風景に心が安らぐのです。これに対して、西欧の庭園では、庭園そのものが権威の象徴と考えられているためなのか、徹底的に手を加えて人工的な風景にしてしまいます。したがって、左右対称形な庭園の作りなどをよく見かけます。

人の個人的な無意識の領域を探求したのは、精神分析学の創始者、ジークムント・フロイト（一八五六〜一九三九）ですが、一時期フロイトと交流があった後に方向性の違いから距離を置いて活躍したスイスの精神科医に、カール・グスタフ・ユング（一八七五〜一九六一）がいます。ユングのいう「個人を超えた人類に共通する集合的無意識」には、神を祀りたいという人類共通の気持ちが表れているように思われます。日本人の心の奥深くにある「集合的無意識」には、「夜神楽」や神道のイメージがあるのではないでしょうか。

滝と噴水

自然と共に生きることを大切にする日本文化と、自然をコントロールすることに価値を置く西欧文化の象徴として

水は高きから低きに……

「滝と噴水」に興味を抱くようになったのは、三〇歳の頃のことです。ジュネーブのレマン湖畔にある、一三〇m以上打ち上げている当時世界一の噴水に初めて出会ったときに抱いた、素朴な感じから始まります。

すごい噴水だと感じつつも、日本人の感覚とはどこか違うと感じたのです。「すごい」とは思ったのですが、決して「安らぎ」の得られる風景ではなかったのです。日本人は、こんなことをしようという発想はしないだろうと、正直思いました。水は自然の重力に従って、高きから低きに流れるものです。それが自然の法則であり、自然に従った水の流れで

ある滝を眺めるほうが、私たち日本人は安らぎを感じられると思ったのでした。そのとき、もしかしたら日本人と西欧人の心のあり方の根底を流れているものの違いなのかもしれない、という思いが私の中に生まれたのです。

その後、典型的な日本庭園には噴水はなく、西欧の庭園には古い時代から噴水が圧倒的に目立っていることに気づきました。旧GCPが新GCPに変わる頃、つまり一九九〇年代の後半に入り、国際協調の流れの中で西欧流の治験の実施のしかたがもろに日本に入ってきた際に、その普及啓発の役割を担うことになった者の一人として、日本人と西欧人の心の根底を流れているものに違いがあるのであれば、十分に認識した上で対策を考えることが大切なのではないか、という思いが強くなってきたのです。そこで、日本庭園の滝と西欧庭園の噴水のスライドを作って、欧米の文化を直訳的に表層的に輸入するのではなく、本質を日本人の心にマッチしたものに消化吸収して導入することの重要性を語る際に、しばしばこのスライドを使用しました。

スヌーピーのグッズはたくさん日本に輸入されていますが、米国の新聞に連載されていたチャールズ・M・シュルツの描く四コマ漫画の心は日本に入ってこなかったように思っていたので､同じ文脈で捉えていたのだと思います。スヌーピーの出てくる「ピーナッツ」という漫画は、実は「米国の良心」のようなもので、米国内でよく見られる人間模様について、いくらなんでもこれはおかしいのではないかと風刺的に描いて国民の笑いを誘っていた、とても真面目なメッセージ性のある作品なのです。しかし、その真面目な部分がわが国にはほとんど伝えられておらず、「スヌーピーのかわいらしさ」といった表面的なものだけが国内に広がっているのがとても気になっていたのです。

日本文化と欧米文化の表現形の違い

この「滝の日本文化」と「噴水の西欧文化」の対比の話は、国内でも賛同してくださる方が多かったのですが、新GCPが国内で完全実施になった一九九八年にボストンで開催された米国のDIAのシンポジウムで、日本の医学者の考えを語るようにと招待を受けました。米国の治験事情を見学させていただく約束を取り付けた上で、参加しました。欧米人と日本の心や文化の違いを少しでも理解していただく良い機会だと思ったので、スライドを使って滝の文化と噴水の文化の話もしました。驚いたことに、米国での反響はわが国内よりも大きく、チェアーマンを含む多くの出席者から「面白かった。滝と噴水の話は、いままで考えたこともなかった」と握手攻めに遭いました。同じ年の夏、ロンドンで同じような話をする機会があり、このときも同様な反応でした。ロンドンでは講演会後の懇親会の席で、参加者の方々に聞いてみました。

「なぜあなた方は、滝より噴水が好きなのですか？」

例によって、ガヤガヤと議論をしていましたが、結論は、「どうもわれわれは、自然に逆らってでも自然をコントロールすることに価値を見出しているのだろう」ということでした。この答えは、実は予想していた通りで、本当に知りたかったのは次の質問の答えでした。

「あなた方は、滝と噴水のどちらを見ていると気持ちが安らぐのですか？」

またしてもガヤガヤと議論をした後の結論は、「滝のほうが気持ちは安らぐ！」でした。この答えを貰って、とても嬉しい気分になりました。つまり、滝を好むか、噴水を好むか、は表現形の違いとして現れているだけで、人間の心の深いレベルでの反応は「自然の重力の法則に従う滝のほうが気持ちが安らぐ！」という点で、日本人も欧米人も同じだと確認できたからです。

「バランス良く補い合う」ということ

日本の庭園には噴水は少ないのですが、後楽園（岡山）、偕楽園（水戸）と並んで日本三名園の一つに数えられている兼六園（金沢）に噴水があります。日本で最古の噴水ですが、江戸から明治に時代が移ろうとする頃（一八六一年）に、前田斉泰が金沢城内に作らせたものだそうです。隣の池の水面の高さまで水の高さが上るような仕組みになっており、自然の法則を利用したものであって、モーターなどの動力は使われていません。したがって、西欧の噴水のように自然をコントロールしようとしたものではありません。

最近の欧米の噴水は、高さを競うだけでなく、ライトアップしたり、音楽に合わせて動きを演出するようになっていることも多く、心安らぐためというよりも、楽しめるものが増えています。

毎年恒例となっている山形での医療コミュニケーションのワークショップを開催した際のことです。山形に最近、西欧並みの高い噴水ができたことに興味を抱いている、と私が語ったことを覚えてくださっていた知人の案内で、「月山湖（がっさんこ）大噴水」を観る機会に恵まれました。日本には珍しい大噴水で、山形県西川町の国道一一二号線沿いにあります。一時間おきに一〇分間ですが、噴水を打ち上げており、一一二mの高さまで上がります。ここに寒河江（さがえ）ダムを建設するにあたり、一一二戸が移転を余儀なくされ、土地と家屋が湖底に沈んだこともあってか、月山湖では「一一二」という数字にこだわっていました。寒河江ダムの竣工式の日時は、一一月一一日一一時二〇分だったとのことでした。日本的なこだわりを維持しつつも、日本文化が西欧化しつつあることの証でもあります。

自然の流れに従うか、自然をコントロールしようとするか、どちらを重視するかは、そこに生活している人たちの心のあり方、つまり文化により異なります。風土も大きく影響しています。私たちの医療の中では、疾病を理解しコントロールしようとする現代西洋医学と、人間に本来備わった自然治癒力を生かそうとする「養生法」があります。その片方に偏るのではなく、バランス良く補い合うと、患者にとって良い医療になるのではないでしょうか。

Kaizen 物語

なぜわが国の「改善」が、「Kaizen」という英語になったのか？

One small step can change your life.

日本製造業の特徴の一つ、「改善 kaizen」

「改善」の英語訳は、improvement だと長い間思っていました。英語の文献に日本語の「改善」のローマ字である「Kaizen」が記載されているのを、何年か前に初めて見たときに「これはいったい何だろう！」という感じを抱いたことを思い出します。ところが二〇〇七年の秋、DIA（Drug Information Association）の会議（第四回）のプログラムチェアーとして基調講演で育薬についてのお話をすることになった際に、ふとこの言葉が頭に浮かび、話題の一つとして取り上げてみることにしました。実際に調べ出すと、面白いことが次々とわかってきました。本項ではこの「Kaizen 物語」について語ってみたいと思います。つまり、なぜ日本語の「改善」が、英語で「Kaizen」と表現されるようになったのか、というお話です。

「改善」の一般的な意味は「悪い状態を改めて良くすること」ですが、製造業で使う用語としての改善は、工場作業者が中心となって行うボトムアップ活動のことを指していいます。活動の内容は、業務効率、作業安全性、品質の向上など、広い範囲にわたっています。「上からの命令で行うのではなく、作業者が自分の知恵を絞って変えていくこと」と「継続性」が重視されています。つまり、現場で働く人間が、小さいけれども絶え間なく行う活動であることに特徴があります。

戦後、自動車生産で世界のトップ企業に成長したトヨタ生産方式の基本概念の一つとなっています。一般的な「改善」と区別して、海外でも通用する言葉であることを強調するために「カイゼン」と表現されることもあり、一九八〇年代に米国が行った日本の製造業の強さの秘密に関する研究を通じて、日本製造業の特徴の一つとして海外でも認められるようになり、「Kaizen」として世界でも通用する言葉となった、というわけです。

「Kaizen」は、無理のない小さなステップから

この「Kaizen 物語」は、実は、米国で始まっています。第一次世界大戦後の大恐慌時代を乗り越えるために、米国政府が Training Within Industry（ＴＷＩ）として、企業内訓練を米国中の企業に体系的に取り入れることを推奨したわけです。この継続的改良を最も熱心に提唱した人は、ウィリアム・エドワーズ・デミング博士という、品質管理チームの統計学者でした。その後、第二次世界大戦後の荒廃した日本に、この考えが入ってきました。マッカーサー元帥が率いる占領軍が、戦後の日本の再建をするために、国内企業の指導者たちを集めて導入したわけです。当時の日本の指導者層は、新しいが世界をリードする米国の仕事のしかただと知って、これを日本人らしく真面目に取り入れました。

つまり、米国から学んだ仕事のしかたが、その後日本で育ち、約三〇年の間に、この考え方の誕生した米国を追い越すような発展が生まれたわけです。その代表者が、トヨタをはじめとする自動車産業であり、電化製品や時計といった精密な機器を作る産業でした。そこで、一九八〇年代になると、米国は日本の企業がこのような短期間に世界のトップレベルに躍り出てきた秘密を研究し始めました。そのキーワードとなるのがトヨタ方式（The Toyota Way）であり、その中核となる精神である「Kaizen」が一躍注目されるようになっ

たわけです。
『The Toyota Way』という英語の本も出版されています。二〇〇七年夏以来、私の本棚には Toyota way に関する英語の書籍が四冊も並んでいます。つまり、第二次世界大戦の終結後、日本とは対照的に、米国はいろいろな面で急速に勢いと力を得て、地道にこつこつと改善していくという考えが米国内から薄れてしまったわけです。そして、その反省として、日本から学ぼうという気持ちと態度が、「Kaizen」という言葉に表れているように思います。これは、歩みの遅い亀が、油断して昼寝をしてしまったウサギに勝ったという「ウサギとカメの物語」の現代版なのです。

その後、英語の improvement は大きく二つに分けて、drastic improvement（つまり、イノベーション innovation）と continuous improvement（つまり、改善 kaizen）を区別するようになり、後者の意味を強調する際に「Kaizen」という言葉が使われる機会が増えてきた、ということなのです。米国が研究しトヨタ方式の中核に位置する「Kaizen」の考え方は、いまやわが国の医療におけるリスクマネジメントにも取り入れられるようになっています。

米国の臨床心理学者であるマーラーの著した『One small step can change your life : The Kaizen way』という書籍があります。私たちが生き方を変える、習慣を変える、考え方を変える、といった場合に、その最初は常に、一つの小さなステップから始まること、したがって心理的にも身体的にも無理のない小さなステップから変えていこうではないか、と呼びかけている書籍です。この本のサブタイトルにThe Kaizen wayという言葉が使われていることを見つけたときの喜びは、何かとても大事な探し物がふとした拍子に見つかった際の感動にも似ていました。

国際化で求められる、日本文化と欧米文化の併存

さて、「Tea or coffee ?」と常にお客の意向を聞き、「Tea please !」となると、「With sugar ?」「With milk ?」と必ずといっていいほどお客のその場での好みを聞いてくる欧米文化とは異なって、わが国には、お客の意向を特別に聞くこともなしにそっとお茶やコーヒーが出されるという日本文化があります。欧米文化では、お客におもてなしをする際には、おもてなしの中身をお客の好み・意向に合わせることが重視されています。

一方、わが国にはおもてなしの中身よりも心のあり方、つまり「おもてなしのこころ」

のほうを重視してきました。おもてなしを受けたお客も、出された中身にかかわらず、「おもてなしのこころ」に感謝してきました。

もちろん、これはどちらが正しいのか、という問題ではなく、そこに住んでいる人たちの気持ちが安らぐあり方に根拠を置く生活文化があったからそのようになっているのです。

では、これからの国際化の時代には私たちはどのようにすればよいのでしょうか？　その答えは、どちらかを選ぶのではなく、並存させることだと思います。おもてなしの中身をお客の意向に添うようにしながら、従来から日本人が大事にしてきた「おもてなしのこころ」を大切にしていくこと。これこそが、これからの国際化の中で、わが国が地球規模で貢献することのできる道なのではないでしょうか？

創薬育薬の領域での私たちの活動についても、同じようなことがいえるような気がしています。

ガマン（Gaman）とシカタガナイ（Shikata-ga-nai）

東日本大震災があらわにした日本人の特質

海外の報道が浮き彫りにした二つの事柄

二〇一一年は「東日本大震災」のあった年として、歴史上の記録としても、また私たちのこころの記憶としても、長く残るものとなりました。二〇一一年三月一一日、午後二時四六分、M九・〇という未曾有の大地震でした。巨大な津波は東北太平洋側の沿岸を一瞬のうちに飲み込んだのです。テレビで放映された津波の映像は、忘れかけていた天災の猛威を遺憾なく私たちに突きつけました。

続いて発生した原発事故は、私たちが意識することもなく暮らすようになっていた現代人のライフスタイルを、根底から見直す契機となりました。私たちの関連している多くの医学関連の学会等の行事は、中止や延期を余儀なくされました。

海外から見た東日本大震災に関するマスコミの報道は、二つのことを浮き彫りにしたように思います。一つは、日本政府の危機管理に関する意思決定と対応の遅れでした。平和なときにはうまく機能するわが国の合意を得る方法は、緊急の危機状況では機能しないことが、世界が注視する中で明らかに示されたわけです。もう一つは、日本人の美徳ともいえる特質が明らかとなり、世界中がこれに驚嘆の声を上げたことです。本項では、後者の、東日本大震災で見直された「日本人のこころ」の特質について語ってみたいと思います。

コントロールできないことを克服していくための冷静な決意

「津波」はすでに「Tsunami」という表現法で海外でも知られていましたが、大震災と津波で大きな被害を受けながらも、その中で示された日本人の我慢強さが国際的に注目され、「我慢（ガマン）」がローマ字で「Gaman」と記述されるようになりました。「ガマン」を英語でendurance と訳してもどうもピンとこない、つまり、日本人の「ガマン」は、英語のpatience、endurance、perseverance などが合わさったもののようです。そして、この「ガマン」を理解できて初めて、第二次世界大戦の荒廃から劇的に回復した日本の秘密がわかる、というわけです。

阪神淡路大震災のとき、ニューヨーク・タイムズの東京支局長として震災を報道したニコラス・クリストフ氏は、日本人の「我慢」強さに感銘を受け、「ガマンする」を「toughing it out（耐え抜くこと）」と『ニューヨーク・タイムズ』のコラムに書いたそうです。

「私は、日本政府は透明性がないなど、日本に対して批判的な意見を述べてきたことで知られているが、市民の共通の利益のために『ガマン』する精神は日本人のもっともよい面で、自分の利益を差し置いてガマンする精神は、アメリカ人も見習うべきだと思う……」

そして、その理由の一つとして、人と自然の関係にまで考察を進めています。つまり、アメリカ人は自分たちを自然と対立するものと考え、自然を支配しようとするが、日本人はこれとは対照的に、人は自然の一部でしかないので、その流れには逆らわず、流れに従うものだと考えている、というわけです。日本には明治になるまでは「自然」という言葉そのものがなかったことからもわかるように、「自然」を対象としては見てこなかったので、「自然」を表現する言葉も必要ではなかったのかもしれません。

「ガマン」の次によく使われた言葉が、「シカタガナイ」（Shikata-ga-nai）であったといます。「シカタガナイ」は〝It cannot be helped〟〝What can you do?〟〝It's beyond our control〟〝It's out of my hands〟〝There is nothing you can do〟などと訳されていますが、日本人をよく知るようになると、どこかニュアンスが違うというわけです。「シカタガナイ」は日本人特有の心理で、この言葉で表される内容は、人生の予想できない変化に対する無力感だけを意味しているのではなくて、コントロールできないことを克服していくという冷静な決意をも意味していると感じられています。そこで、「シカタガナイ」を「Shikataga-nai」と書くようになったのです。

日本人のこころの底にあるもの

東日本大震災で海外の人たちに注目されるようになった、日本人の「ガマン」強さと「シカタガナイ」という言葉に代表される、運命を受け入れるこころ、みんなで助け合おうとする仲間意識、秩序を乱さないことを大切にするこころ、感情を抑制するこころなどは、私たちがこれからもずっと大切にしていきたい「日本人の美徳」です。日本人のみんなが、心の底に持っている「大和魂」のようなものなのでしょうか。また、緊急時における日本人の弱いリーダーシップと強力な社会的結束は、実は同じコインの表と裏の関係になっていて、民衆を結束させている力と同じ力が、強力なリーダーの出現に対して懐疑的にさせるものになっているのかもしれません。

ここで思い出すのは、ケニア出身の女性環境保護活動家で、二〇〇四年にノーベル平和賞を受賞したワンガリ・マータイ氏（一九四〇〜二〇一一）が世界に広めた「もったいない」（Mottainai）という言葉です。彼女が「もったいない」と出会ったのは、二〇〇五年に京都議定書関連行事のために日本を訪問したときですが、「もったいない」に感銘を受け、これに該当する言葉をいろいろと探してはみたものの、「もったいない」のように、自然や物に対する敬意や愛の込められている言葉がほかに見つからなかったので、「Mottainai」を世界共通の言葉として広めることにしたといいます。消費削減（リデュース）、再使用（リユース）、再生利用（リサイクル）、尊敬（リスペクト）の概念を一語で表せる言葉として、「Mottainai」を「日本人の知恵」として紹介しています。

災害の際に限らず、人生の苦しいときにこそ人間の真価が問われます。苦しいときこそ正念場なのです。と同時に、逆にうまくいっているとき、絶好調のときにも、その人の真価が問われることにも心しておく必要があります。決して奢ることなく、感謝の気持ちを忘れずに過ごしたいものです。

各地で開催している医療コミュニケーションのワークショップや、九州南端に近い指宿の地で新たに始めた、がん患者とその家族の方々と一緒に語り合う時間「響き合いトークセッション」の場で、上記のようなお話をしたところ、思いのほか共感される方々が多く、日本人のこころの底にあるものを再確認した思いがしています。二〇一一年の「今年の漢字」として、災、震、波などを越えて、「絆」に票が集まったのも、日本人の同じこころの根っ子から出たものなのではないでしょうか。

第6章

人生の「旅路」で出会った忘れられない人々、学んだことの数々

人生は「旅」、私たちは「旅人」

旅路で出会う旅人の影響を受け、転機となる岐路で自ら選択した路を歩む「旅」

運命的ともいえる「旅人」との出会い

歳を重ねることにより、初めて見えてくるようになるものがあります。いままで思ってもみなかったことが、はっきりと見えるようになるのです。歳とともに、自分の人生についても、かなりはっきりとした形で回想することができるようになってきます。

人生は「旅」にたとえることができます。人は誰でも、人生の旅を続ける「旅人」です。旅路の中で、他の旅人とのいろいろな「出会い」が生まれます。出会った多くの旅人から影響を受けたり、他の旅人に影響を与えたりしながら、旅人は成長していきます。

人生の旅路においては、他の旅人との出会いを通じて、数々の「転機」となる体験が生まれます。人は、旅人との「出会い」と、岐路に立ったときに選択する「転機」によって、形作られていくもののようです。

人生の「旅路」で初めて出会う旅人は、産みの母親であり、父親です。私にとっても、初めて出会った旅人は、産みの母親である中野和子と、父親の中野功一でした。両親との出会いは、自分の意志で選ぶことができないという意味では、運命的な出会いということができます。

あまりにも私事になってしまい恐縮ですが、私の人生の旅路で起こったことを例にして、わかりやすく説明してみたいと思います。私の産みの母は、東京都内の著名な大学病院での出産であったにもかかわらず、私を出産した後、産褥熱に罹患し、退院できないまま四〇日目に亡くなってしまいました。まだ二八歳という若さでした。

当時は、わが国が第二次世界大戦に参戦しようかというような激動の時代であったことも重なって、私の生母の両親、つまり、母方の祖父母が「育ての親」としての運命的な出会いをする旅人になりました。日本に初の抗菌薬であるペニシリンが入ってくるのは、第二次世界大戦の終戦後のことですので、ペニシリンが広く使用できるようになり、多くの感染症患者の命が救われるようになる以前のお話です。

育ての親として出会った祖父母は、岡山市の中心街で医院を開設していました。祖父は典型的な明治の堅物で、意志が強く、曲がったことが嫌いな理性のかたまりのような人でした。岡山大学医学部の前身にあたる岡山県医学校の内科学教授を務めたのち、岡山市内で医院を開業した学究肌の人でした。一方祖母のほうは、祖父とは全く逆で、文学好きで感性の豊かな人でした。私が大切にしている「感性」の原型は祖母から、「理性」の原型は祖父から受け継いでいるように思います。

このような運命的ともいえる旅人との出会いが、私を医学の道に進むように導いてくれたのです。まさに「天命」であり、医の道を歩むことは天の与えた「天職」だったのだと思います。

人生で初めて、自分の意志で自分の行動を選択した体験

「出会い」は「別れ」を伴うのが、世の常です。産みの親も育ての親も、すでに今生の別れをしてから、相当の年月が経ちました。

人生の「旅路」においては、岐路に立って選択をする「転機」となる体験がいくつかあるものです。私にとっての人生の旅路を決定づけた出会いの体験は、一八歳になって間も

ない頃に出会った石井十次（一八六五〜一九一四）です。大学の受験校を最終的に決めなければならない時期に、地元新聞の記事で目にした石井十次に関する記事は、感受性の豊かだった思春期の青年の心を捉えました。

石井十次は明治時代に活躍したクリスチャンの慈善事業家です。岡山孤児院と名づけられた日本初の孤児院を作った人です。いまも岡山市内の中心部に記念の跡地が残っています。現代のように社会福祉などがまだ発達していなかった頃のことです。石井十次は宮崎県高鍋町出身の方ですが、医師になることを目指して岡山県医学校（岡山大学医学部の前身）に入学したのですが、あることをきっかけに一人の孤児を預かることになり、それが二人になり、三人になり、日本全国からの孤児を次々と受け入れるようになって、最も多いときには一二〇〇人にまで達しています。

その結果、医学の勉学を続けることができなくなり、医学校を中退しています。医師になることを諦めるのはよほど辛かったとみえて、未練を断ち切るために、庭に医学の教科書を集めてガソリンをかけて焼いています。それを見た奥さんは、泣き崩れたという記録が残っています。「医師になる人は、自分以外にもいる。しかし、孤児をみる人は自分しかいない」と言った石井十次の言葉が残っています。

石井十次の影響を受けて社会貢献をするようになった人の一人に、大原美術館（一九三〇年開館）や倉敷中央病院を創った大原孫三郎（一八八〇～一九四三、倉敷紡績社長）がいます。大原孫三郎の奨学金で支援されて大原美術館に所蔵されている西洋絵画を買い集めてきた画家の児島虎次郎（一八八一～一九二九）に、石井十次の一人娘が嫁いでいます。

岡山全県から優秀な学生が集まる岡山県立の進学校に在学し、実力テストで成績順にクラス編成をするような徹底した進学指導をする学校のトップクラスにいたため、教師もクラスメイトも皆、東大・京大を目指して東を向いて生活していました。石井十次との出会いは、このような価値観を根底から覆す衝撃的な体験でした。

大学受験校を最終的に選択する時期にあり、東京に出たい気持ちを持ちながらも、教師の進学指導では京都大学医学部の受験を勧められていましたので、迷っていた自分がいたのですが、それまでの価値観から自由になり、スッキリとした気持ちで石井十次が学んだ岡山大学医学部で学生生活を過ごしてみたいと思い、受験校を決めることができた思い出のひとコマだったのです。

人生で初めて、自分の意志で自分の行動を選択した体験です。「自分が必要とされているることに献身する一生」「何かを選ぶためには、何かを捨てなければならない」ということを教えてもらった忘れられない旅人が、石井十次だったのです。

それ以来、自分の生き方について迷いが出そうになっても、石井十次との出会いが「行動の原点」になっていて、この原点に立ち戻ると、迷いの気持ちは消えてしまい、すっきりとした気持ちになって次に進むことができたように思います。

多感な思春期における石井十次との出会いは、私の人生の旅路における「行動の原点」なのです。

人生の「旅路」で出会った忘れられない人

感受性の豊かだった青春時代のアルベルト・シュヴァイツァーとの出会い

「生への畏敬」という考え方

人は、人生という「旅路」で体験したいろいろな人との「出会い」によって、啓発され、影響を受けながら成長していきます。私にとって、大学入学後間もない頃、つまり感受性豊かな青春時代の真っただ中にあった頃に出会ったアルベルト・シュヴァイツァー（一八七五〜一九六五）は、大きな影響を受けた偉人の一人でした。もちろん、著作物を通しての出会いです。私にとっては、全く新しく、かつ、挑戦的な進路を選ぼうかというときの「決断」のしかたについて、特に学ぶことが多かったのです。

周知のごとく、シュヴァイツァーはドイツの神学者・哲学者にして医師・オルガン奏者でもあります。「密林の聖者」ともいわれた人です。献身的な医療奉仕活動とともに、核反対運動にも参加しており、一九五二年にノーベル平和賞を受賞しています。

シュヴァイツァーの思想と実践の根底にあるのは、「生への畏敬」という考え方です。生命あるものはすべて、生きようとする意志を有しており、これを敬うということですが、すべての人が自己の生きようとする意志を大切にするとともに、自分だけでなく生きようとする他の生命をも尊重しなければならないという考え方です。自分と他人、あらゆる生命あるものとの共存を目指すということであり、アフリカでの医療活動はその実践でした。

淡々と記された決断

シュヴァイツァーはドイツで牧師の子として生まれ、幼児期にキリスト教の洗礼を受けた敬虔なクリスチャンです。当時のヨーロッパでは牧師の生活は恵まれていたようで、世の中には同じ人間であっても、貧富の差があることを認識するようになり、自分だけが他の子供たちと違って恵まれた生活をしていることを不条理と感じて、そのことで子供心に苦悩しています。自分の幸福な生活と健康を、自明のこととして受け取る権利はないと思うようになり、苦悩をまぬかれた者は、他人の苦悩を軽くする責務があると感ずるようになっていきます。

シュヴァイツァーが大学生であった二一歳のとき、聖霊降臨節の休みの日に、「三〇歳までは学問と芸術のために生きる権利があると考えよう。それからあとは、人間への直接の奉仕に一生を捧げよう」と決断します。そして実際に、名門・ストラスブール大学神学科の教師であった三〇歳のときに、同じ大学の医学部に入学します。医学博士となったのちに、三八歳のとき、すべてを捨てて、アフリカの赤道直下の国ガボンのランバレネに、キリスト教宣教師と医師として働くために出かけて行きます。

このアフリカ行きを決めた際の自伝での記載は、あまりにも淡々と書かれており、その淡々さに心から感銘を受けました。ある朝、机の上に置かれていたパリ宣教師協会の冊子を、仕事に取りかかるために脇にのけながら、ふと機械的に開いてみたところ、ガボンの住民が心も体も貧しい状態にあり、医師にして宣教師を求めている、という記事がありました。『その記事の最後には、「教会は求めている。主の目くばせに応じて、直ちに、主よ、われ従わんと、答える人々を。」

これを読み終えると、わたしは静かに仕事にとりかかった。模索は終わったのである。』

（『わが生活と思想』より、竹山道雄訳）

三〇歳からは人のために献身することを、真剣に模索し続けた結果、ついにその答えを見つけた瞬間です。私はクリスチャンではありませんが、本当に心から求め続けていると、このような淡々とした感じで、自分の生涯の使命が与えられるものなのだということを、教えられました。二〇一四年の夏、南アフリカで学会があった際に、帰路に西アフリカのランバレネを訪ねてみたいと思いましたが、ちょうどこの時期にエボラ出血熱が猛威を振るっていたため、諦めざるを得ませんでした。

それぞれの「人生時計」の中で

シュヴァイツァーは九〇歳で死去し、ランバレネに埋葬されています。晩年に至るまでパイプオルガンの演奏を行っており、録音も残されています。これまでに記してきたように、シュヴァイツァーは「人類皆兄弟」の標語を唱えながらも、あくまでも白人を兄、黒人を弟として扱っていたため、アフリカ現地での評判は決してよいものではない、といわれています。しかし、私は自分の人生の「旅路」において、挑戦的ともいえる進路を選ぶときには、幾度となく、次のようなシュヴァイツァーの言葉に支えられてきました。

『理想主義は冷静であるべきだと信じている私は、前人未到の仕事は必ず冒険であり、それが意義と成功の見込みとを勝ち得るのは、特殊な事情のある場合に限る、ということを知っていた。自分の場合はどうかと言えば、この冒険は正当であると、私はみなした。なんとなれば、私は長い年月、あらゆる面から熟慮して、健康、平静な神経、精力、現実的感覚、堅忍不抜さ、分別、無欲、そのほかこの理想の遂行のために必要なものを全て持っているとの自信があったし、また、計画が万一、失敗した際にも、それに耐えるのに不可欠な性情を備えている、という自信があったからである。』(『わが生活と思想』より、竹山道雄訳)

シュヴァイツァーは自分の理想を遂行するために必要なものを、冷静に点検しています。私もこれに倣って、いろいろな点で熟慮して決断をしたことが、何度かあります。さらにすごいと思うのは、『計画が万一、失敗した際にも、それに耐えるのに不可欠な性情を備えている、という自信があった。』というくだりです。ここまで徹底すると、確かに、腹が座る感じがします。後悔をしない決断ができるような気がします。

私のこれまでの人生の「旅路」を、「人生時計」にして、自立するまでの「第一の人生」(〇歳〜二五歳)を〇時から六時までの時間で表現してみると、シュヴァイツァーとの出会いは、夜明け前の五時前後の時間帯のお話です。

ちなみに、今春、長年勤務した大分大学を二度目の退職をして、大学における学究生活を卒業したのですが、私の「人生時計」では、いまちょうど、第三の人生が始まったばかりに相当する「夕方の一八時を少し回ったところ」です。これからは社会に感謝のお返しをしていく人生だと思います。

本稿を読んでくださっている皆さんにとって、ご自分の人生の旅路において、あるいはご自分の「人生時計」の中で、どの辺りを歩んでおられることになるのでしょうか。一度静かに考えてみることも、無駄ではないのではないでしょうか。

(本稿初出:二〇一六年一〇月)

先達からもらった「ひと言」の重み：人生の旅路を歩んで初めて気づくこと

医哲学者 沢潟久敬先生の思い出

医師として働きながら『医とは何か』を問い続ける

「中野君、『医哲学』を専攻しませんか？」

それから、もう半世紀以上の歳月が流れました。私が医学部の学生であった頃のことです。大阪大学医学部医哲学（当時は「医学概論」と称していました）の沢潟久敬（おもだかひさゆき）教授（一九〇四〜一九九五）が、特別講義のため私の在学していた大学に来られたのです。講義の行われる前日に、日本三大名園の一つとされている後楽園をご案内した後、宿舎でくつろいで、二人だけでお話をしていたところ、突然切り出されたのです。

まだ、卒業までには一年間ほどの余裕があった頃のことです。私を医哲学の領域に誘ったのは、「自分は哲学を専攻している者であるにもかかわらず、『医とは何か』を問い続けてきました。しかし、『医とは何か』を問い続けるのは、医師が行うのが本来のあるべき姿であると思います」というのがその理由でした。

まだ医学を学び出して間のない、したがって西も東もわからないような若造の中に、〝哲学する〟という潜在的な能力を見出してくださったからなのか、それとも全く別の理由があったからなのかは知る由もありませんが、先生のお誘いの言葉に対しては、即座に「専攻しません」と答えていました。

それは、「医師になりたい。医業を通じて、病のため苦悩している患者個人のために、少しでも役立つことがしたい」という常日頃から思っていた気持ちから素直に出た反応でした。医師として働きながら、同時に『医とは何か』という問いを持ち続けるほうが、自分の性には合っているように思えていたのです。ほとんど反射的に「しません」と答えたのですが、このことはずっと心の奥に残っていて、「医哲学」「医とは何か」ということを、医療の中でどのような仕事をする際にも、考え続けなくてはならないという想いが、私の中に根付いた「重みのある一言」だったのです。これは、人生の旅路をかなり歩んでから、初めて気づいたことです。

心の奥深く、無意識の領域に棲みついた言葉

沢潟先生は京都帝国大学文学部哲学科を卒業後、フランスにも留学され、フランス哲学を専門にしておられました。中でも特に、ベルグソンの哲学がご専門でした。医学の領域では、「医学概論」と題する三部作（第一部：科学について、第二部、生命について、第三部：医学について、発行：創元社、一九六〇年）があります。私は、沢潟先生にこの「医学概論」を通して親交を得ていました。第九回全国医学生ゼミナール（「医ゼミ」と略）を医学部五年生のとき、私の在学していた大学が一九六三年一一月下旬に主管することになり、その中で「医学研究方法論分科会」の責任者を私が務めることになった際に、この分科会での特別講演をお願いしたのです。講演をお願いするにあたっては、夏休みの一日を使って、クラスメイトと二人で初めて京都市内の銀閣寺の近くにあったご自宅にご挨拶に行って以来の親交です。その後、淡いながらも師弟関係は続いていたのです。

なにしろまだ医学研究をしたこともない人間が「医学研究方法論」の問題点を取り上げて、「医ゼミ」で全国の医学生が討論するわけです。そこで、沢潟先生の書かれた本をは

じめとして、多くの本を片っ端から読み漁りました。幸いにして、全学から約五〇名の学生が準備のための勉強会に、興味を持って参加してくれました。そこで絞り出したメインテーマが「ウイルヒョウの細胞病理学からの脱出」でした。細胞病理学、つまり病気には形態学的に裏付けられる病理所見がある、というサイエンスが明らかにした考えで医学は発展してきたのですが、実はそうではない部分、心の働きや機能的な面、眼に見えない、数量化しがたい機能の重要性が軽視されがちになっていることが気になっていて、このテーマを掲げたのです。キーワードは、心身医学、全人的医療、行動科学、精神分析等でした。これらの領域は、医師になってからの私のライフワークになりました。

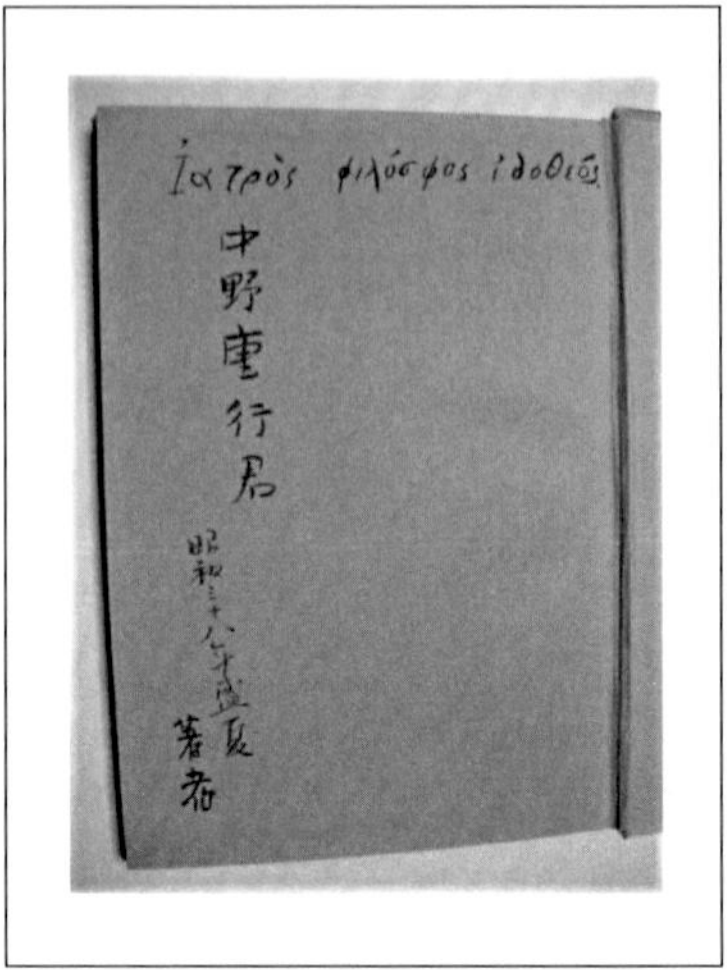

　沢潟先生にいただいた言葉「医師にして哲学者は神に等しい！」は、初めて京都でお会いした際に、読了して重要と思った個所に赤鉛筆で線を入れた「医学概論」を持

参したのですが、表紙の裏に、この言葉をラテン語で書いてくださいました（**写真**）。「医師にして哲学者であることを目標にせよ！」という意味だと理解しました。私の宝物の一つとなっています。

「医療における『時間』の重要性を、現代医学はあまり考えていない。中野君、これを研究テーマにしたらいい。『時間』は重要だよ！」という話をされたこともあります。ベルグソンが時間の重要性を語っていますので、その関連で出てきた言葉かと思っていましたが、その真意は、そのときには理解できませんでした。しかし、卒業後一〇年経った頃から「時間薬理学」「時間治療学」の研究に没頭するようになった後、昔、沢潟先生に言われたことがあることを思い出したのです。心の奥深くの無意識の領域に、沢潟先生の言葉が棲みついていたのかもしれません。

上記の「医ゼミ」で協働し、一緒に汗水流した同級生や仲間たちは、それぞれ自分の担当したテーマを卒業後にさらに深めて、社会貢献してきました（注）。私の青春時代を振り返ってみると、まさに「青春時代の夢と理想は、人類の宝である！」といった感がします。

（注）

池田重政氏（私の同級生）は「医ゼミ」で「医学教育」を担当し、岡山大学医学部麻酔学講師を経て、米国セントルイス大学麻酔学教授、現在は名誉教授です。日本、ヨーロッパ、アフリカなど世界各地で、いまも卒前・卒後の医学教育に熱心に取り組んでいます。

上畑鉄之丞氏（私の同級生）は「医ゼミ」で「社会保障」を担当しましたが、その後、世界で初めて「過労死」の概念を提唱し、杏林大学医学部衛生学助教授、国立公衆衛生院次長、日本社会医学会理事長を経て、「過労死・自死相談センター」を設立し、「過労死」の概念を日本国内だけでなく海外にも広めるという貢献をしています。

大原啓志氏（私の同級生）は、「医ゼミ」で、「公衆衛生」を担当し、その後、地域保健・産業保健を専門にして取り組み、高知医科大学公衆衛生学教授を経て、高知大学名誉教授です。前高知産業保健推進センター長として、地域医療に貢献しています。

田中紀章氏（私の少し後輩）は「医ゼミ」で「医学研究体制」を担当しましたが、岡山大学医学部第一外科学（消化管外科・肝胆膵外科）教授（第八代）となり、細胞移植技術に基づくバイオ人工臓器の臨床開発を推進し、生体肝移植を確立しました。

人間の特徴「言葉の力」を、いま一度見直してみよう！

真理は円形にあらず、楕円形にあり！（内村鑑三）

言葉を発する際に必要な「慎重さ」と「覚悟」

読んだり、聴いたりした言葉の中で、ときに、とても永く心に残るものがあります。その後の自分自身の考え方や生き方に、明らかに影響を与えたと思える言葉のことです。また、長い間、医療や教育の世界で働いていると、自分自身の発した何気ないような言葉が、学生や患者の心の中に永く残っていて、学生の生き方や患者の心の安定にプラスの影響を与えていたということを、あとで知ることもあります。「何気ないような」と書きましたが、たぶん、その状況にとてもふさわしい言葉が、ごく自然に溢れた場面なのだろうと思います。

もちろん言葉には、状況に応じて、プラスの影響だけでなく、マイナスの影響もあり得るわけで、言葉を発する際には、それだけの慎重さと覚悟のようなものが必要になってきます。この人の創り出した「言葉」について、中でも特に「言葉の力」について、頭に浮かぶことを語ってみたいと思います。

ヒトと類人猿の進化を分けたもの

世界各地に、人類の起源を語った神話があります。中国の神話では、女神が泥から人をつくったとあります。また、キリスト教徒が「旧約聖書」と呼ぶユダヤ教の聖典では、神が土の塵からアダムという男を創り、アダムの肋骨からイブと呼ばれる女が創られたことになっています。

しかし、一九世紀の英国の学者・ダーウィンを創始とする進化論が、これを大きく書き換えてしまいました。進化の歴史が教えるところによれば、人（ヒト）はチンパンジーとの共通祖先から分岐したのであり、それはいまから六〇〇万年前といわれています。科学技術による裏付けも集積されてきました。その後、チンパンジーをはじめとする大型類人猿の仲間は衰退し、いまでは絶滅危惧種となっています。しかし、ヒトのほうは世界中に分布し、増える一方で、いまや人口は七七億人を超えています。この違いはどこから生じたのでしょうか？

ヒトが直立二本足歩行できるようになり、手が自由に使えるようになり、大脳皮質が発達して、文化を持ったからであると考えられています。現在の私たちと同じ種であるホモ・サピエンスが出現し、アフリカを出たのが二〇万年前で、洞窟絵画などの芸術が見られるようになるのは、およそ五万年前からのことです。絵画から象形文字が生まれます。

ヒトの文化の定義はさまざまですが、イメージやアイデアを共有できることが、大きな特徴の一つとなっています。この共有は、言葉（言語）を介して行われます。そして、ホモ・サピエンスは、その言葉の意味の通り「考えるヒト」として、言葉を駆使して科学と科学技術を発展させて、現在の人類の繁栄が生まれたことになります。

地球上の動物の中で、たぶん、人だけがイメージやアイデアを、言葉を介して共有できるのだと考えられます。「わたし」が「外界の事物」に対して抱いた心の動きや考えを、言葉を介して「あなた」に伝えて、「あなた」が「外界の事物」に対して「わたし」と同じような心の動きや考えを抱くことによって、イメージやアイデアを共有することができること。逆に、「あなた」が「外界の事物」に対して抱いた心の動きや考えを、言葉を介して「わたし」も共有できること。また、共有できたことを、言葉を介してお互いが了解できること。つまり、イメージやアイデアに関するコミュニケーション能力が、人では高度に発達しているということなのです。

人の特徴としては、「直立二本足歩行」と「言葉」の発達のほかに、「笑う」ことができるということも重要です。つまり、顔面の表情筋がよく発達していることも、高度なコミュニケーションにとって有利な条件になっています。そこで、人らしく生きることを望むのであれば、このような人にのみ与えられた特徴を、十分に生かすような生き方が重要になってくることがわかります。

言葉に宿る「魂」

さて、「はじめに言葉ありき、言葉は神と共にありき、言葉は神であった」（新約聖書のヨハネによる福音書）という有名な言葉があります。創世は神の言葉（ロゴス）から始まり、言葉はすなわち神であり、この世界の根源に神が存在するという意味ですが、日本文化の中でいわれている「言霊（ことだま）」と共通した部分があります。言霊とは、「言葉には魂が宿る」という考えです。

私は、断りがたい筋から依頼されて現役教授だった頃から、産業医として毎月一回、県庁職員のストレス健康相談のお手伝いをしています。ストレスでダウンして休職中の職員の復職の支援です。相談に来られたクライアントの方が、自分で心の整理をするのですが、そのお手伝いをしているわけです。

「聴くは効くに通ず！」ということで、毎回、まず話を聴くところから始まるのですが、話を聴いているうちに自然に頭に浮かんできた言葉を、自然に語るようにしています。ストレスでダウンしたことを、決してマイナスとしてだけで捉えるのではなく、その経験からプラスを引っ張り出してほしいと、祈るような気持ちで応対しています。相手と状況によって、浮かんでくる言葉はさまざまなのですが、人と人の出会いそのものであり、まさにライブ感覚の真剣勝負です。クライアントの方が、ある言葉をきっかけにして立ち直っていくことを見るにつけ、言葉の威力をいつも感じています。

最後になりましたが、「真理は円形にあらず、楕円形である」という内村鑑三の残した私の好きな言葉があります。円は中心が一つですが、楕円形には中心が二つあります。この世の中のことは、特に人の営みは、数学的に割り切れないことがほとんどです。中心が一つしかない、という考えからは争いが生まれます。しかし、現実と理想、現状維持と現状打破（改革）、といったように二つの中心で物事を考えることによって、調和を維持しながら現状から発展させていくという「懐の深い生き方」が可能になるのではないでしょうか。

人と出会い、恩師を思い、人として育つ

正解のない問題を課した大学入学面接試験のエピソードから

六二年ぶりの再会

この夏、六二年ぶりの出来事があったのです。何十年ぶりだと沸いたロンドンオリンピックの日本選手のメダル獲得のことではありません。正真正銘、わが身に起こったことです。小学四年生のとき、担任をしていただいた先生にお会いしたくなり、お盆に郷里の岡山に帰った際に、先生のご自宅を探して、お会いしたのです。

先生は五年前に脳梗塞になり、左半身に麻痺が残って杖を使った生活ではあるのですが、幸いなことに言語機能と右手の書字機能は全く問題なく保持されていて、とてもお元気でした。お会いしてすぐに昔に戻り、時空を超えた師弟の会話を、三時間近くにわたって懐

かしく楽しんだのでした。

いまから考えると、先生の教師としてのキャリアの駆け出しの時期にあたるのですが、とても〝躾け〟の厳しい先生で、丸めた本で生徒をよくたたいていました。いまであれば新聞沙汰になるかもしれないようなことは、第二次世界大戦の終戦後間もない当時の小学校では、珍しいことではありませんでした。私はたたかれた記憶はないのですが、生徒のことを思って叱っていることが、生徒にも伝わっていて、自分の気分で生徒を突き飛ばしたりしていたような先生とは、子供心にも違うことがわかっていたように思います。子供の成長盛りの時期に、とても有意義な一年間を過ごした思い出として残っているのです。

実は、医師になり、自立してから、お世話になった先生のことを思い出すことがあって、居場所を探し出していました。昔通った小学校を通して、探し出してもらったのです。それ以来、年賀状が毎年行き来するようになりました。小学四年生といえば、まだ九歳です。当時の先生の言動を思い出しながら、話題にしたところ、先生にとっては当然のことながら「そんなことがあったかなー」「その頃は、毎日、野口英世の伝記を生徒に読んだりしていたので、そんな感じだったろうなー」といった感じでした。

「師弟」という特殊な人間関係

さて、この話を冒頭に取り上げたのは、「師弟」という特殊な人間関係について、考えてみたいと思ったからです。半世紀を越えても、恩を感じる気持ちが心の中に生き続けていることの意味について、考えてみたいと思ったのです。すべては〝師〟の側のある想いから出た言動から始まるのですが、永続する影響を受けた側の〝弟〟のほうに、大きなウェイトがあるように思うのです。また、実際には会ったこともない、あるいは生きていた時代や国が異なっているにもかかわらず、その人の書き残した書物から大きな影響を受けるということもあります。その人の著作をのめり込むほど読み込んで強い影響を受けたのであるならば、〝師〟のほうがどうであるかにかかわらず、〝弟〟にとっては、やはり人生の「恩師」と言っていいのではないでしょうか。

ここまで書いて、あるエピソードを思い出しました。現役教授だった頃の話になるのですが、当時の大分医科大学の学長から、大学入学試験の面接試験のあり方を改善したいこと、従来の「個人面接」に加えて「集団面接」を取り入れて、将来良き医師となる適性を評価して、積極的に加点する方法を考えてほしいこと、その責任者を務めるようにとのミッションをいただいたのです。すぐに思いついたのは、一見答えがありそうでいて、実は唯一の正解はないような、医療の雰囲気の出る課題を与えること、さらに、集団で合意を得るという注文を付けるのが良いのではないかということでした。理由は簡単です。受験勉強では常に正解のある問題を短時間で解くという訓練をしてきた人たちであり、集団面接の特徴は人間性（誠意と情熱）とコミュニケーション能力（自分の考えをわかりやすく相手に伝え、相手の話をしっかりと聴いて理解する能力が基本）を観ることができる点にあることです。

具体的には、次のような課題を四名一組の各グループに課すことにしました。「ここに〝がん〟患者が四人います。小学六年生の女の子、大学受験生の息子を持つ四〇歳の母親、六〇歳の開業医、八〇歳の地元有力政治家です。抗がん剤は三人分あります。さて、あなたはどのようにこの抗がん剤を使いますか。まず自分の考えを紙に書いてください。そのあと、お互いに自分の考えを発表し、グループとしての方針を決めてください。（合計九〇分）」

集団面接試験では、受験生のいろいろな言動が見られました。自分の考えと異なる意見が他人から出されたとき、さてどうするか。「子供は将来性があるので救いたい」「受験生がいる母親は救いたい」「開業医は多くの患者を抱えているから救わなければならない」「地元有力政治家はすでに社会貢献はしただろうし、将来性は少ないので後回しでもよいのではないか?」「いやそんなことはない。誰でも周りに、亡くなると悲しむ家族がいる。命の重さには変わりはないのではないか」など、数々の意見が出たのです。

中には、説得力を評価されていると勘違いしたのか、あるいは本来の性格なのか、自分の最初に考えた方針を最初から最後まで主張し続ける受験生もいました。「自分たちはまだ医学生でもないし、素人なので決められない。専門家を呼んできて意見を聞いてはどうか?」「このような課題が解けるように、入学してから勉強したい」……中でも秀逸だったのは、「抗がん剤は三人分しかないという話であったが、実際にはこの三人分で四人の治療ができるのではないか? なぜなら、一人は子供で体が小さいし、もう一人は老人だから、この二人は必要量が少ないので一人分で足りるのではないか」という発言でした。

ある学生との語り合いの時間

しかし、試験官である私には、特に強烈な印象を残した一人の受験生がいたのです。彼は、九州の高校から、年末年始に花園で開催されるラグビー全国大会に出場した経験のある学生でした。グループの皆が窮しているとき、常に皆の考えを一歩前進させようという熱い情熱の伝わってくる、まさにラガーマンらしい好青年でした。当然、高得点を与えました。

その後、彼がどうなったのかは全く知りませんでしたが、その六年後に、なんと私の前に挨拶に現れたのです。入学後すぐ、自分の心に触れるもののあった面接試験官を探したこと、間もなくそれが私であることがわかったこと、面接試験のときのお礼の言葉を、卒業までにはどうしても私に伝えたかったこと、などを手短に語ってくれました。私も面接試験のときの印象をよく覚えていたので、しばしの間、なかなか得がたい夢のような語り合いの時間を持ったのです。

嬉しいことに、面接試験の際に感じた通り、彼は良き臨床医になることを予感させる立派な医学生に育っていたのです。このような語りの機会が生まれるのは、あくまでも「師弟関係」の〝弟〟のほうに主導権があるもののようです。

（本稿初出：二〇一二年八月）

コミュニケーションは「やわらかな一・五人称」

初出一覧

本書は、小社刊行雑誌『Clinical Research Professionals（クリニカルリサーチ・プロフェッショナルズ）』における連載「こころ、からだ、いのち」のうち三〇稿を選定し、筆者が加筆・一部変更などを行った上で書籍化したものです。

掲載時の通巻番号（No.）および発行年月は左記の通りです。

◆

第1章　医療コミュニケーションは「やわらかな一・五人称」

◆「やわらかな一・五人称」という新しいコンセプト／これからの医療者の行動目標にしたいビジョン誕生秘話〔No.10：2009年2月〕

◆「聴くは効くに通ず！」「話すは放すに通ず！」／医療コミュニケーションの真髄に触れる言葉をめぐるエピソード〔No.14：2009年10月〕

◆「疾患モード」と「病人モード」という考え方／やわらかく行き来できるトレーニングは、良き医療者になるのに役立つ！〔No.17：2010年4月〕

◆「モードの切り替え」という考え方／「医師になるための洗礼」としての「解剖実習」のもう一つの意義〔No.19：2010年8月〕

◆医療コミュニケーションにおける「離見の見」の重要性／自分自身の人間関係を知る際の「メタ認知」の効用〔No.16：2010年2月〕

第2章　医療コミュニケーションの学び方

◆「かた（型）」に「ち（血）」を通わせて、自分の「かたち（形）」をつくる！／医療の技能（スキル）だけでなく、芸ごと・スポーツなどにも共通す

る上達のコツ〔No.11：2009年6月〕

◆話す！ 伝える！ 伝わる！／話す内容が相手に「伝わる」ためには、何が必要なのか？〔No.64：2018年2月〕

◆現代人類の特徴である「言葉」を遣って「話し合う！」ということ／ホモサピエンスの創り出した言葉による、建設的で、効果的な対話のために！〔No.70・No.71：2019年2月・4月〕

◆認知した「事実」を、どのように感じ（感情）、どのように考えたか（思考）、を把握することの重要性／五感を介して入力した刺激から外界を認知し、こころ（知情意）がどのように動いたかを、感情と思考に分けて捉えるということ〔No.72：2019年6月〕

◆医療面接の三つのパターン／効果的な医療コミュニケーション学習法の新しい提案〔No.28：2012年2月〕

第3章　プロフェッショナルとしての医療者が身につけたいこと

◆プロフェッショナルとして磨かれた「直感」の力／少しの情報で本質をつかむ！ 一目で見抜く力！〔No.39：2013年12月〕

◆「事実」と「感情」を分け、「事実」と「考え」を分けて捉える！／前者は「感性」の、後者は「理性」の鍛錬になる！〔No.25：2011年8月〕

◆患者の語る物語と医療者の語る物語／「医療コミュニケーション」の学び方としての患者参画型授業〔No.46：2015年2月〕

◆信頼関係の本質を表す言葉：築城三年、落城三日！／すべての人間関係の基盤となる「信頼」の大切さともろさ〔No.47：2015年4月〕

◆感動が人を動かす！ 理屈だけでは人は動かない！／人生を決めるような重要な決断に際して思うこと〔No.42：2014年6月〕

第4章　生きるヒント：持ち味を生かす

◆持ち味を生かす！　長所を最大限に生かし、短所を最小限に抑える／副作用のない薬はない！〔No.22：2011年2月〕

◆及ばざるは、過ぎたるに勝れり！／腹八分に医者いらず、腹六分に病知らず！〔No.21：2010年12月〕

◆人生の旅路において、揺らがない「心の縦軸」はより良く生きていくために決定的に重要である！／思春期に出会った内村鑑三の思想と西郷隆盛の「敬天愛人」という言葉〔No.60：2017年6月〕

◆すべては「いま、ここ」での「一歩」から！／自然の中で生きる高崎山のニホンザルに学ぶこと〔No.23：2011年4月〕

◆「想い」を身近な具体的なものに託して表現する！／『いのちのバトン』という先輩からのバトンを引き継ぐということ〔No.54：2016年6月〕

第5章　日本人のこころ

◆日本人の心の底にある「信仰心」とは？／なぜ日本人は、クリスマスを祝い、除夜の鐘を聴き、新年の初詣をすることが、共存してごく自然にできるのだろうか？〔No.62：2017年10月〕

◆日本人のこころの奥深くにある「ふる里」の「夜神楽」を訪ねて／高千穂で晩秋から冬にかけて奉納される神話に根差した神事の話〔No.57：2016年12月〕

◆滝と噴水／自然と共に生きることを大切にする日本文化と、自然をコントロールすることに価値を置く西欧文化の象徴として〔No.26：2011年10月〕

◆Kaizen 物語／なぜわが国の「改善」が、「Kaizen」という英語になったのか？･One small step can change your life.〔No.9：2008年12月〕

中野 重行（なかの・しげゆき）

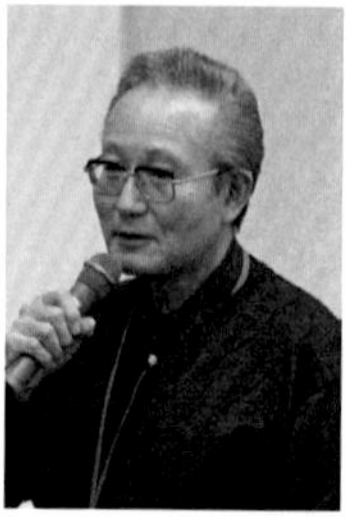

大分大学名誉教授，臨床試験支援財団理事長。専門は臨床薬理学，心身医学，医療コミュニケーション。医学博士。岡山大学医学部卒（1965年）。岡山大学医学部第一内科，九州大学医学部心療内科（大学院生），九州大学薬学部薬理学（研究生），岡山大学医学部脳研（講師），愛媛大学医学部薬理学（助教授）を経て，スタンフォード大学医学部臨床薬理学部門に留学。大分医科大学（現：大分大学医学部）臨床薬理学教授，大分大学医学部附属病院長，大分大学学長補佐，国際医療福祉大学大学院教授（創薬育薬医療分野長），大分大学医学部創薬育薬医療コミュニケーション講座客員教授などを歴任。日本臨床薬理学会名誉会員（元理事長）・専門医・指導医，日本臨床精神神経薬理学会名誉会員（元会長），日本心身医学会功労会員・認定医・指導医，日本内科学会認定医。第1回昭和上條医療賞を受賞（2014年）。2019年秋の叙勲（瑞宝中綬章）を受ける。近著に『プラセボ学～プラセボから見えてくる治療の本質～』（ライフサイエンス出版），『医の「こころ」を磨く～点から線へ，線から面へ～』（南山堂），『これからのクスリとのつき合い方と薬の育て方』，『「いのち」には，長さだけでなく，大きさと重さがある！』（いずれもメディカル・パブリケーションズ）などがある。

中野重行 ONLINE（http://www.apmc.jp/）

コミュニケーションは「やわらかな一・五人称《いってんごにんしょう》」

2020年3月16日 初版1刷発行

定　　価　本体1,400円（税別）
著　　者　中野 重行
発 行 人　吉田 明信
発 行 所　株式会社メディカル・パブリケーションズ
〒176-0023 東京都練馬区中村北1-22-22-102
TEL03-3293-7266 FAX03-3293-7263
URL http://www.medipus.co.jp/
印刷・製本　有限会社アイシー企画

落丁・乱丁はお取り替えいたします。　ISBN978-4-910239-00-2